W0105446

Schwarzkümmel

Die 50 besten Rezepturen mit Samen und Öl des Schwarzkümmelstrauchs

Zur Behandlung von Allergien,
Haut- und Atemwegserkrankungen
Zur Stärkung des Immunsystems
Zur Anwendung gegen Bakterien-
und Pilzinfektionen

Südwest *kompakt*

Inhalt

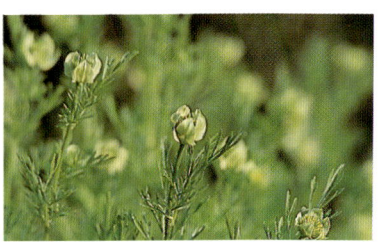

*Schwarz-
kümmel –
eine heilsa-
me Pflanze.*

Rezepte und Anwendungen

Vorwort

Ein neues Wundermittel?

Wer die Liste der Anwendungsmöglichkeiten von Schwarzkümmel in seinen unterschiedlichen Formen (Öl, Samen, Kapseln) sieht, wird vielleicht zunächst ungläubig den Kopf schütteln und sagen: »Das gibt's doch nicht!« Aber die Vielseitigkeit von Schwarzkümmel beruht darauf, dass er das Immunsystem stärkt und stabilisiert. So kommt es, dass er bei den verschiedensten Krankheiten und Beschwerden hilft, die alle auf einer Störung des Immunsystems beruhen. Der Schwarzkümmel ist also kein Wundermittel. Aber er wirkt.

Das Immunsystem – immer in Aktion

Ständig sind wir einer Vielzahl von Mikroorganismen und Krankheitserregern, z. B. Bakterien, Pilzen oder Viren, ausgesetzt. Davon merken wir in der Regel nichts, denn das hochkomplizierte Immunsystem bekämpft die Krankheitskeime und macht sie buchstäblich unschädlich. Nur wenn diese körpereigene Abwehr geschwächt ist, kommen die Erreger zum Zug.

Wenn sie erst einmal eine Angriffsfläche gefunden haben, kann eine Krankheit ausbrechen.

Was uns krank macht

Dauerstress, Hektik, Umweltverschmutzung, Bewegungsmangel, Schlafmangel und/oder Ernährungsfehler schwächen das Immunsystem vorübergehend und stören es nachhaltig und beeinträchtigen seine Schutzfunktion für den menschlichen Organismus. Eine erhöhte Anfälligkeit z. B. für Erkältungskrankheiten, Allergien, Entzündungen, Haut- und Atemwegserkrankungen ist die Folge. Auch zwischen Krebs und bestimmten Immunstörungen wird ein ursächlicher Zusammenhang vermutet, der die Antitumorwirkung des Schwarzkümmels u.a. ans Licht brachte.

Die aus Ägypten stammende Schwarzkümmelpflanze enthält in mohnähnlichen Kapseln wertvolle Samen mit mehr als 100 kostbaren Inhaltsstoffen, darunter die lebenswichtigen mehrfach ungesättigten Fettsäuren. Die stärkende und stabilisierende Wirkung von Schwarzkümmel auf das Immunsystem des menschlichen Organismus ist kaum zu überschätzen. Amerikanische, deutsche und auch andere Wissenschaftler sind erst teilweise den wertvollen Eigenschaften des Schwarzkümmels auf die Spur gekommen, die sich vor Jahrtausenden schon die Pharaonen zunutze machten.

Das Geheimnis der Ägypter

Schon zur Zeit der Pharaonen vor mehreren tausend Jahren streuten die Ägypter Schwarzkümmel auf ihr Fladenbrot. Die Leibärzte von Tutenchamun hielten immer ein kleines Schälchen griffbereit, denn Schwarzkümmel lindert Bauchschmerzen und Blähungen nach üppigem Essen und er verbessert die Harnausscheidung. Den Damen ging es mehr um die Schönheit. So ist z. B. von Nofretete überliefert, dass sie ihren Körper mit dem damals wohl bekannten Schwarzkümmelöl pflegte.

Vorbeugen und heilen

Schwarzkümmel gibt es in verschiedenen Darreichungsformen: als Samen pur, als Öl oder als Kapseln (siehe dazu Bezugsquellennachweis auf Seite 64). Sinnvoll ergänzt wird Schwarzkümmel oft durch die Einnahme von Vitamin- oder Enzympräparaten. Damit es hier aber nicht zu einer Fehl- oder Überdosierung kommt, sollte man solche Präparate nur nach Rücksprache mit dem Arzt einnehmen. In den meisten Fällen sorgt auch schon eine Umstellung der Ernährung – mehr frisches Obst und Gemüse, weniger Fett – für eine deutliche Besserung. Schwarzkümmel ist ein hervorragendes Mittel zur Vorbeugung und zur Nahrungsverkleinerung ganz nebenbei: Als Brot- oder Einmachgewürz z. B. bietet er eine willkommene und wohlschmeckende Abwechslung.

Das Besondere an diesem Buch

Das vorliegende Buch bietet Ihnen in besonders kompakter Form einen raschen Überblick über die bewährten Anwendungsmöglichkeiten von Schwarzkümmel. Jederzeit griffbereit und in alphabetischer Reihenfolge finden Sie jeweils eine kurze Beschreibung der einzelnen Krankheiten und Beschwerden. Auf der gegenüberliegenden Seite befindet sich ein ausführlicher Rezeptteil für die speziellen Anwendungsmöglichkeiten von Schwarzkümmel bei den entsprechenden Krankheiten und Beschwerden.

Ergänzend dazu erhalten Sie wichtige Tips, wie Sie Krankheiten vorbeugen bzw. den Genesungsprozeß unterstützen können. Nicht zu vergessen ist die klassische Behandlung der Schulmedizin, die durch Schwarzkümmel immer sinnvoll ergänzt und manchmal sogar ersetzt werden kann. Sie werden sehen: Nicht immer sind starke Medikamente (mit entsprechenden Nebenwirkungen) erforderlich, um Krankheiten wirksam vorzubeugen oder gezielt zu behandeln.

Was ist Schwarzkümmel?

Die Heilpflanze Schwarzkümmel (lateinischer Name: Nigella sativa) stammt ursprünglich aus Ägypten und wird inzwischen auch in Südeuropa und Westasien angebaut. Es gibt viele verschiedene Schwarzkümmelsorten. Manche stehen in unseren Gärten als Zierpflanze, andere enthalten sogar Giftstoffe. Nur Nigella sativa ist eine Heilpflanze.

Ein orientalisches Gewürz in Deutschland

Dass der Schwarzkümmel bei uns wieder entdeckt wurde, verdanken wir einer kleinen Kuriosität, die sich nicht in einer Arztpraxis, sondern in einem Pferdestall ereignete. Die Araberstute Baronesse, ein kostbares Dressurpferd mit einer langen Liste von Rekorden, bekam heftige Asthmaanfälle. Mehrere Tierärzte wurden konsultiert und schlugen eine Kortisontherapie vor. Wegen der schädlichen Nebenwirkungen wollte die Pferdebesitzerin jedoch eine solche Behandlung vermeiden. Schließlich wurde ein ägyptischer Arzt zugezogen. Er empfahl ein Mittel, mit dem man in seiner Heimat schon seit Jahrhunderten Araberpferde behandelte: Schwarzkümmelsamen. Man mischte den Samen ins Futter. Und siehe da: Es

wirkte! Jetzt eroberte das Gewürz aus dem Orient auch die Arztpraxen und wurde in Forschungslabors untersucht. Dort ist man bisher leider nur einigen der kostbaren Inhaltsstoffe bereits auf die Spur gekommen.

Botanische und chemische Eigenschaften

Die Schwarzkümmelpflanze (ein Hahnenfußgewächs) ist einjährig und wird zwischen 30 und 60 Zentimeter hoch.

Sie hat einen leicht behaarten Stängel und grün glänzende, gefiederte Blätter.

Die Schwarzkümmelblüten sind weiß, an der Spitze bläulich oder grünlich verfärbt.

Die Schwarzkümmelsamen, in mohnähnliche Kapseln eingeschlossen, schimmern mattschwarz und verbreiten einen angenehmen Duft, der an Anis erinnert. Diese Samenkörner enthalten wertvolle Inhaltsstoffe:

• Ungesättigte Fettsäuren, darunter die Arachidonsäure, eine Vorstufe der Prostaglandine. Diese wirken immunharmonisierend.

• Ätherische Öle, darunter als wichtigstes das Öl Nigelon Semohiprepinon. Es wirkt vor allem auf die Atemwege, es hilft bei Bronchialasthma und Keuchhusten.

• Eiweiß

• Kohlenhydrate

Wichtig – die Kaltpressung

Wenn Sie Schwarzkümmelöl zu Heilzwecken verwenden wollen, sollten Sie darauf achten, dass es kaltgepresst ist. Dieses Öl ist zwar teurer als Öl, das nicht kaltgepresst ist, weil die Ausbeute geringer ist als bei chemischer Extraktion, dafür aber bleiben auch alle wertvollen Inhaltsstoffe erhalten. Dazu zählen z. B.:

- Alpha-Pinen
- Sabinen
- Limonen
- P-Cymen
- Beta-Thujon
- Stearinsäure
- Borneol
- Artemisiaketone
- 1,8 Cineol
- Alpha-Terpinen
- Linalool
- Thymol
- Bornylazetat
- Myristinsäure
- Arachinsäure

Viele der Wirkstoffe sind in kleinster Dosierung enthalten. Diese aber genügt, um Schwarzkümmel zu einem wichtigen Heilmittel zu machen.

So funktioniert das Immunsystem

Im Blut und in der Lymphflüssigkeit schwimmen Millionen von Zellen, die eine Art Lebensversicherung für uns darstellen.

Zu ihnen gehören u. a. die Lymphozyten, eine Untergruppe der weißen Blutkörperchen (Leukozyten). Sie spielen vor allem eine entscheidende Rolle bei der Abwehr von lästigen Krankheitserregern, wobei man zwischen den sogenannten Granulozyten sowie den B- und T-Lymphozyten unterscheidet.

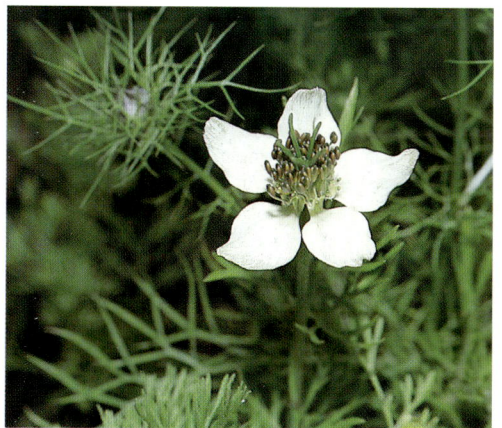

Schwarzkümmel wurde schon im alten Ägypten erfolgreich für die Heilbehandlung eingesetzt.

Jede Zelle hat einen genau definierten Aufgabenbereich. So gibt es z. B. Kontroll-, Killer-, Suppressor- und Helferzellen. In einem gesunden Immunsystem arbeiten diese verschiedenen Zelltypen eng zusammen. Man bemerkt davon nichts, man ist einfach gesund. Erst wenn das harmonische Zusammenspiel zwischen diesen Zellen nicht mehr funktioniert, wird klar, wie kompliziert diese Vorgänge tatsächlich sind.

Abwehrkräfte – nicht zu viel und nicht zu wenig

Das Gleichgewicht im Immunsystem geht verloren, wenn Killer- und Kontrollzellen sich nicht die Waage halten. Schwarzkümmel sorgt hier für das richtige Verhältnis. Bei den Immunstörungen unterscheidet man drei Arten:

• Ist das Immunsystem geschwächt, können Erreger wie Bakterien, Viren oder Pilze ungehindert in den Organismus eindringen. Eine Infektionskrankheit ist die Folge.

• Ist die Immunregulation gestört, so kommt es zu einer überschießenden Abwehr. Körperfremde Substanzen, die man einatmet, isst oder über die Haut aufnimmt, werden von der übereifrigen Immunpolizei bekämpft. Eine allergische Reaktion ist die Folge.

• Besonders heimtückisch ist es, wenn körpereigene Stoffe als Fremdsubstanz betrachtet und ebenfalls vom Immunsystem bekämpft werden. In diesem Fall spricht man von einer Autoimmunkrankheit.

Das Immunsystem stärken

Leider sind wir von vielen immunschwächenden Faktoren umgeben, doch kann man ihnen ganz bewusst gegensteuern:

• Meiden Sie Dauerstress. Sorgen Sie für Ruheinseln, und schaffen Sie Räume und Zeiten, in denen Sie sich ganz bewusst von den Problemen des Alltags distanzieren und sich entspannen.

• Achten Sie auf eine ausreichende Vitaminzufuhr (vor allem Vitamin C, E sowie Beta-Karotin), von Mineralien und Spurenelementen (vor allem Kalzium, Magnesium, Eisen, Zink und Selen).

• Körperliche Bewegung hilft, angestaute Energie und Stress abzubauen. Am günstigsten sind Sportarten wie Radfahren, Rudern, Joggen oder Schwimmen. Wenn möglich, treiben Sie Sport an der frischen Luft.

• Meiden Sie »Genussgifte« wie Alkohol und Nikotin.

• Ausreichend Schlaf und Entspannungsübungen sorgen für Ausgeglichenheit. Autogenes Training, Tai Chi, Qi Gong oder auch Yogaübungen schaffen inneres

Gleichgewicht. Als Ergänzung zur Behandlung mit Schwarzkümmel werden Sie nach wenigen Wochen eine Besserung des Gemeinbefindes feststellen. Man ist weniger anfällig für Krankheiten, weil das Immunsystem stabiler ist.

Kulinarische Köstlichkeiten

Schwarzkümmel sollte wie selbstverständlich auf den gesunden Speiseplan gehören. Ägyptischer Schwarzkümmel ist nicht nur ein wertvolles Nahrungsergänzungsmittel, das der menschlichen Gesundheit große Dienste erweist, es ist als Samen auch ein außerordentlich wohlschmeckendes Gewürz.

• Fleischgerichte wertet man auf, indem man das Fleisch in Öl – am besten Olivenöl – anbrät und zusätzlich etwas Schwarzkümmelöl in die Pfanne gibt.

• Salat wird aromatischer und gesünder, wenn man Schwarzkümmel ins Dressing gibt.

• Wer Gemüse für den Winter in Salz und Essig einlegt, sollte auch eine Tasse Schwarzkümmel hinzufügen. Schwarzkümmel wirkt antibakteriell und macht daher das Gemüse länger haltbar.

• Beim Kaffee- oder Teekochen gibt man eine Prise gemörserten Schwarzkümmel zum Kaffeepulver bzw. zu den Teeblättern und gießt wie gewohnt auf.

• Schwarzkümmel ist auch als Brotgewürz geeignet. Man mischt ihn in den Teig oder streut vor dem Backen eine Prise oben auf.

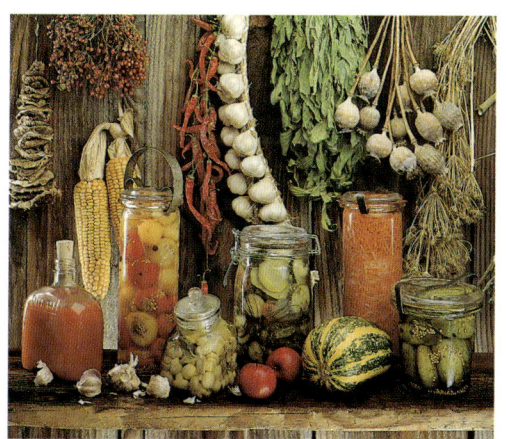

Schwarzkümmel ist nicht nur gesund, sondern durch die orientalische Würze auch eine Köstlichkeit für jeden Feinschmecker.

Akne, Pickel, Mitesser

Was versteht man darunter?

Die häufigste Form, Acne vulgaris, entsteht durch eine besonders starke Talgabsonderung einerseits und durch eine Verstopfung der überaktiven Talgdrüsen andererseits. Es bilden sich die sogenannten Mitesser (Komedonen).

Die Stimulierung der Talgsekretion geht im Wesentlichen auf die ausgeschütteten Geschlechtshormone zurück. Hinzu kommen dann bakterielle Sekundärinfektionen (Zweitinfektionen, die sich auf die erste aufpfropfen). Inwieweit Magen- und Darmstörungen oder psychische Belastungen in der Pubertät eine Rolle spielen, ist ebenso schwer zu diagnostizieren wie etwa die Auswirkungen der Ernährung.

Klassische Behandlung

Hautärzte empfehlen eine gründliche Hautreinigung morgens und abends sowie je nach Schweregrad Salben und Tinkturen mit Wirkstoffen wie Benzoylperoxid oder Azelainsäure. In besonders schweren Fällen wird der Arzt auch zu einer Antibiotikatherapie raten. Hierbei muss der Patient über etwa vier Wochen das Antibiotikum in extrem niedriger Dosis einnehmen. Allerdings können dabei unerwünschte Nebenwirkungen auftreten. Es besteht die Gefahr, dass durch die Antibiotika

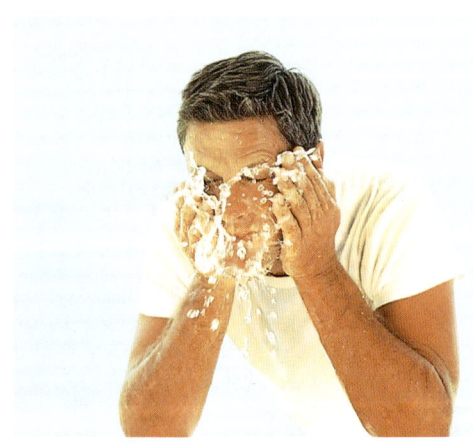

Gründliche Reinigung des Gesichts ist ein wesentlicher Bestandteil der Behandlung von Hautverunreinigung.

Schwarzkümmelcreme gegen Akne

Zutaten *1 Glas Apfelessig • 1 Glas gemahlener Schwarzkümmel Schwarzkümmelöl*

Zubereitung	**1** Den Apfelessig und den Schwarzkümmel gut verrühren und etwa 6 Stunden ziehen lassen. **2** Anschließend die Mischung durch eine Kompresse filtern und die so erhaltene Flüssigkeit entweder zentrifugieren oder 24 Stunden ruhig stehen lassen. **3** Die Flüssigkeit, die sich abgesetzt hat, vorsichtig abgießen. **4** Das Sediment, das zurückbleibt, im Verhältnis eins zu eins mit Schwarzkümmelöl mischen.
Anwendung	Die Creme mehrmals täglich auf die betroffenen Hautstellen auftragen. Am effektivsten wirkt die Creme, wenn sie am Abend vor dem Schlafengehen oder nach einem Gesichtsdampfbad aufgetragen wird.

im Darm angesiedelte »gute« Keime abgetötet werden und auf diese Weise einem Pilzbefall Vorschub geleist wird.

Wie Schwarzkümmel helfen kann

Mit Schwarzkümmel kann man dem Übel früh begegnen. Schon nach zwei Wochen regelmäßiger Einnahme von Schwarzkümmelöl (dreimal täglich je eine bis zwei Schwarzkümmelkapseln oder dreimal täglich einen halben Teelöffel Schwarzkümmelöl) bessert sich meist das Krankheitsbild. Außerdem ist es günstig, zusätzlich über einen längeren Zeitraum Zinkorotat (aus der Apotheke) einzunehmen und die Haut mit Zinklotion einzucremen.

Unser Tip

Versuchen Sie doch mal eine Entschlackungskur (z. B. nach F. X. Mayr). Günstig für die Regeneration der Haut ist außerdem Beta-Karotin, enthalten z. B. in Karotten, Melonen und Aprikosen.

Allergien und Heuschnupfen

Was versteht man darunter?

Allergien beruhen auf einer Überreaktion des Immunsystems. Körperfremde Stoffe werden vom Immunsystem nicht mehr als harmlose, sondern als »feindliche« Fremdkörper erkannt und bekämpft. Substanzen, die als Allergieauslöser (Allergene) wirken, sind z. B. Blütenstaub, Tierhaare, Daunen, Hausstaubmilben, Insektengifte, auch Schmuckmetalle, Nahrungsmittel, Schimmelpilze, Reinigungsmittel oder auch Medikamente. Beim geringsten Kontakt mit dem Allergen schwellen die Schleimhäute an, die Augen sind gerötet und tränen, man muss sehr oft niesen, die Nase läuft oder ist ständig verstopft. In schlimmeren Fällen kommt es auch zu Hautausschlägen, Magen-Darm-Störungen, Atemnot, Asthma oder gar zu einem Kreislaufschock.

Klassische Behandlung

Durch einen Allergietest (beim Hautarzt) kann man herausfinden, auf welche Stoffe man allergisch reagiert. Bei manchen Beschwerden ist eine sogenannte Desensibilisierung erforderlich. In der Schulmedizin verwendet man antiallergische Nasensprays, Augentropfen oder Inhalationsstoffe, in schweren Fällen auch Kortison. Diese Mittel haben starke Nebenwirkungen und sollten nur im Notfall angewandt werden.

Wie Schwarzkümmel helfen kann

Die Behandlung mit Schwarzkümmel beginnt am besten, bevor die Beschwerden einsetzen. Pollenallergiker z. B. nehmen vor Beginn des ersten Pollenflugs dreimal täglich eine Kapsel (oder dreimal täglich 20 Tropfen Schwarzkümmelöl) und setzen die Einnahme bis in den Herbst hinein fort.
Aber auch bei einer bestehenden Allergie kann Schwarzkümmel – dreimal täglich zwei Kapseln oder dreimal täglich 25 Tropfen Schwarzkümmelöl – helfen.
Er reguliert das Immunsystem, Überreaktionen werden gemildert oder verschwinden ganz.

Unser Tip

Prinzipiell gilt: Wer über Allergien Bescheid weiß, kann sich besser davor schützen. Machen Sie bei Verdacht auf Nahrungsmittelallergie eine Weglassprobe: Streichen Sie nacheinander z. B. Milch, Zitrusfrüchte, Mehl, Fisch, Himbeeren oder Tomaten für einige Wochen vom Speisezettel. Vielleicht schafft allein das Erleichterung.

Inhalation mit gemahlenem Schwarzkümmel

Zutaten *1 l heißes Wasser* • *1 Glas gemahlene Schwarzkümmelsamen*

Zubereitung	**1** Die Schwarzkümmelsamen in eine Schüssel geben und mit dem kochenden Wasser aufgießen. **2** Den Aufguß kurz umrühren, etwa 5 Minuten ziehen und abkühlen lassen. **3** Unter einem Handtuch die Dämpfe etwa 10 Minuten inhalieren.
Anwendung	Die Inhalation macht man mehrmals täglich, die erste am besten schon morgens vor dem Frühstück. Eine letzte Inhalation vor dem Schlafengehen trägt dazu bei, dass man die Nacht ruhig und ohne Beschwerden durchschlafen kann.
Variation	Statt des gemahlenen Schwarzkümmelsamens können Sie auch Schwarzkümmelöl in heißes (aber nicht kochendes) Wasser geben und inhalieren. (Siehe auch Rezept Seite 15).

Schwarzkümmeltee

Zutaten *1 Glas heißes Wasser* • *1 EL gemahlener Schwarzkümmel*
1 TL Süßholz • *1/2 TL Anis* • *1 TL Kamille*

Zubereitung	**1** Die Teekräuter mit dem Schwarzkümmel mischen und in eine große Tasse geben. **2** Mit heißem (nicht kochendem) Wasser aufgießen und zehn Minuten ziehen lassen. Nach 10 Minuten den Tee abseihen, eventuell mit Honig süßen und langsam trinken.
Anwendung	Diesen Tee trinkt man 3-mal täglich vor den Mahlzeiten. Die Teekur dauert 4 bis 6 Wochen.

Asthma bronchiale

Was versteht man darunter?

Beim Asthmaanfall schwillt die Schleimhaut der Atmungsorgane an, wodurch die Atemwege krampfartig verengt werden. Ursache ist oft eine allergische Reaktion. Es kommt zur akuten Atemnot, bisweilen zu regelrechter Erstickungsangst. Die Atmung ist von pfeifenden Geräuschen begleitet, und die Patienten leiden unter heftigen (Reiz-)Hustenanfällen. Wenn sie überhaupt Schleim abhusten können, so ist er glasig und zäh. Der länger dauernde Asthmaanfall kann lebensbedrohlich werden, und chronisches Asthma, das nicht gründlich genug behandelt wird, hat möglicherweise dauerhafte Lungenschäden zur Folge.

Klassische Behandlung

Den akuten Anfall behandelt man mit Medikamentensprays (sogenannte Dosieraerosole), die unmittelbar die verengten Atemwege erweitern. Antihistaminika und Kortisonpräparate wirken entzündungshemmend, haben jedoch auch starke Nebenwirkungen. Ein verantwortungsvoller Arzt wird daher immer abwägen zwischen therapeutischem Nutzen und schädlichen Folgen. Darüber hinaus nehmen Asthmatiker Medikamente ein, die den Bronchialschleim lösen und das Abhusten erleichtern.

Wie Schwarzkümmel helfen kann

In der beschwerdefreien Zeit kann man Asthma mit Hilfe von Schwarzkümmel möglicherweise ursächlich heilen. Er hat sekretlösende, gefässerweiternde und immunstabilisierende Eigenschaften, sodass die allergische Reaktion weniger schwer ausfällt. Im Idealfall unterbleibt sie ganz. Eine Behandlung mit dreimal täglich zwei Kapseln oder dreimal täglich einem halben Teelöffel Öl kann, die Ursachen beseitigen.

Unser Tip

Asthmapatienten gelten als besonders sensibel, und oft ist nicht eine unverträgliche Substanz, sondern eine unverträgliche Situation der Auslöser für einen Asthmaanfall. Machen Sie, um Ihre Gesundheit zu stärken, regelmäßig Urlaub am Meer oder im Hochgebirge. Die staubfreie Luft heilt Ihre Lunge, die Urlaubsatmosphäre stärkt Ihre Seele. Gönnen Sie sich auch im Alltag immer wieder Zeit, sich zu entspannen.

Schwarzkümmelsirup

Zutaten *1 TL fein gemahlener Schwarzkümmelsamen • 2 EL Honig
1 kleine Knoblauchzehe*

Zubereitung	**1** Den Knoblauch zerdrücken. **2** Den zerdrückten Knoblauch mit Honig und Schwarzkümmel gründlich verrühren. **3** Bei Bedarf den Honig im Wasserbad erwärmen, damit der Sirup dünnflüssiger wird.
Anwendung	Vor dem Frühstück 1 guten Teelöffel Sirup einnehmen und die Behandlung etwa 3 Wochen lang täglich durchführen.

Schwarzkümmeltee

Zutaten *1 Glas heißes Wasser • 1 EL fein gemahlener Schwarzkümmel
1 TL Süßholz • 1/2 TL Anis • 1 TL Kamille*

Zubereitung	**1** Alle Kräuterzutaten in einer großen Tasse mischen und mit heißem Wasser aufgießen. **2** Nach 10 Minuten den Tee abseihen, eventuell mit Honig süßen und langsam trinken.
Anwendung	Diesen Tee trinkt man 3-mal täglich vor den Mahlzeiten. Die Teekur dauert 4 bis 6 Wochen.

Inhalation mit Schwarzkümmelöl

Zutaten *1 l heißes Wasser • 1 Glas (ca. 80 ml) Schwarzkümmelöl*

Zubereitung	**1** Das Öl mit dem heißen (aber nicht kochenden) Wasser kurz verrühren. **2** Die Dämpfe gut 10 Minuten inhalieren.

Augen-
schmerzen

Was versteht man darunter?

Langes Arbeiten am Bildschirm eines Computers, Lesen bei schlechtem Licht oder mehrstündige Autofahrten strapazieren und ermüden die Augen. Die Bindehaut ist gerötet und brennt, die Augen sind ausgetrocknet. Chronische Trockenheit der Augen, Bindehaut- oder Augenlidentzündung sind Krankheiten, die z. B. durch Infektionserreger, Klimaanlagen, zu trockene Raumluft, Staub, Rauch, Umweltgifte oder auch durch Zug verursacht werden.

Bauchschmer-
zen, Blähungen

Was versteht man darunter?

Blähungen entstehen durch Lufteinschlüsse im Darm. Ursache sind Magen-Darm-Störungen, z. B. Ernährungsfehler, Enzymmangel oder eine geschädigte Darmflora. Die Folge von Blähungen sind häufig Bauchschmerzen.

Klassische Behandlung

Es gibt krampflösende Medikamente (meist in Form von Zäpfchen), die in schweren Fällen hel-

Klassische Behandlung

Eine Bindehautentzündung behandelt man mit entzündungshemmenden Augentropfen, die direkt in den Tränensack einträufelt werden. Bei Augentrockenheit verabreicht man künstliche Tränenersatzmittel in Form von Augentropfen oder -gels.

Unser Tip

Schwarzkümmel wirkt entzündungshemmend. Reiben Sie abends vor dem Schlafengehen Ihre Schläfen mit Schwarzkümmelöl ein. Ein eiskalter Waschlappen auf der Stirn lindert Schmerzen.

fen. Oft verwendet auch die Schulmedizin Hausmittel wie Kümmel-, Anis- oder Fencheltee.

Unser Tip

Bei chronischen Blähungen sollten Sie jeden Morgen auf nüchternen Magen einen Esslöffel fein gemahlenen Schwarzkümmel essen und dann ein Glas heißes Wasser, mit Melasse gesüßt, trinken. Wahlweise nimmt man dreimal täglich zwei Schwarzkümmelkapseln oder dreimal täglich einen halben Teelöffel -öl. Fragen Sie aber zur Sicherheit Ihren Arzt!

Augenkompressen

Zutaten *1 Tasse Wasser* • *1 EL zerkleinerte Schwarzkümmelsamen*

Zubereitung	**1** Den Schwarzkümmel im Wasser kurz aufkochen, 10 Minuten ziehen lassen und abseihen. **2** 2 Baumwollkompressen mit der Flüssigkeit tränken, ausdrücken und auf die Augen legen.
Anwendung	Die Kompressen bleiben etwa 10 Minuten auf den Augen liegen.

Gesichtsmaske

Zutaten *1 EL Schwarzkümmelöl* • *1 EL Honig*

Zubereitung	**1** Schwarzkümmelöl und Honig verrühren. **2** Wenn der Honig nicht flüssig ist, die Masse ins warme Wasserbad geben und glatt rühren.
Anwendung	Die Gesichtshaut gründlich reinigen, die Maske auftragen und etwa 15 Minuten einwirken lassen.

Saft gegen Blähungen

Zutaten *2 Glas Apfelessig* • *1 Glas fein gemahlene Schwarzkümmelsamen 1 Glas Schwarzkümmelöl*

Zubereitung	**1** Den Apfelessig erhitzen (auf etwa 50 °C) und den gemahlenen Schwarzkümmel einrühren. **2** Dann das flüssige Schwarzkümmelöl unterrühren und den Saft abkühlen lassen.
Anwendung	3-mal täglich 1 Esslöffel Saft (zimmerwarm) vor den Mahlzeiten einnehmen.

Bluthochdruck und erhöhtes Cholesterin

Was versteht man darunter?

Man spricht von erhöhtem Blutdruck, wenn über einen längeren Zeitraum ein Wert von über 160/90 mm Hg (Millimeter Quecksilbersäule) gemessen wurde. Bluthochdruck (Hypertonie) macht keinerlei Schmerzen, er kann jedoch, wenn er über viele Jahre andauert, alle Organe schädigen. Am meisten gefährdet ist das Herz. Eine der häufigsten Ursachen für Bluthochdruck sind Kalkeinlagerungen in den arteriellen Blutgefäßen (Arteriosklerose), die den Durchmesser der Gefäße verengen. Erhöhte Blutfettwerte, vor allem ein zu hohes Cholesterin, begünstigen die Entstehung der Arteriosklerose. Oft ist Bluthochdruck auch seelisch und nervlich bedingt: Wer sich ständig bedroht fühlt, wer immer unter Druck steht, reagiert mit körperlichen Beschwerden.

Klassische Behandlung

Zunächst werden durch Medikamente eventuelle Stoffwechselstörungen behandelt.
Das Blut wird dünnflüssiger gemacht, und Kochsalz bzw. Natrium, das den Blutdruck in die Höhe treibt, wird durch sogenannte Diuretika verstärkt über die Nieren ausgeschieden. Manche dieser

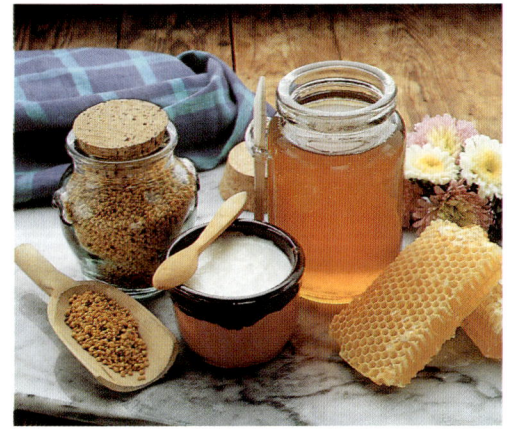

Honig sollte niemals über 40°C erwärmt werden. Denn bei Temperaturen über diesen Wert verliert er seine wertvollen Inhaltsstoffe.

Schwarzkümmelpaste

Zutaten *1 TL fein gemahlener Schwarzkümmel • 2 EL Honig*
1 kleine Knoblauchzehe

Zubereitung	**1** Die Knoblauchzehe mit dem Messer oder mit der Knoblauchpresse zerdrücken. **2** Den Honig im Wasserbad leicht erwärmen, sodass er flüssig ist, dann mit einem Löffel glatt rühren. **3** Schwarzkümmel, Knoblauch und Honig in einer kleinen Schüssel gründlich verrühren.
Anwendung	Diese Paste sollte jeden Morgen frisch zubereitet und etwa 20 Tage lang vor dem Frühstück eingenommen werden. Bei Bedarf kann man die Behandlung noch fortsetzen. Wichtig ist, dass die Paste zimmerwarm ist. Man muss sie richtig auf der Zunge zergehen lassen. Anschließend sollte man einen Frühstückstee aus Mistel und Weißdorn trinken.

Medikamente haben aber starke Nebenwirkungen. Man sollte zunächst versuchen, durch eine Umstellung der Lebensweise den Blutdruck zu senken.

Wie Schwarzkümmel helfen kann

Sie geben vier- bis fünfmal täglich in ein warmes Getränk je fünf Tropfen Schwarzkümmelöl und trinken es in kleinen Schlucken. Besonders günstig ist es, wenn man gleichzeitig noch andere natürliche blutdrucksenkende Heilmittel einnimmt.

Unser Tip

Oft hilft schon eine Umstellung der Ernährung und der Lebensweise: weniger tierische Fette und der Verzicht auf das Rauchen. Damit lassen sich auch Stoffwechselstörungen beheben, die oft der Grund für Bluthochdruck sind. Auch Stress, Alkohol und Übergewicht sind schädlich. Reichlich Entspannung, ausreichend Schlaf sind für die Besserung sehr wichtig. Allgemein gilt: Die Behandlung von Bluthochdruck erfordert viel Geduld.

Bronchitis

Was versteht man darunter?

Die Bronchitis ist eine Entzündung der Bronchien. Verschiedene Faktoren, z. B. Luftschadstoffe, Bakterien oder Viren, können eine solche Entzündung verursachen. Man unterscheidet zwischen akuter und chronischer Bronchitis. Die akute Entzündung tritt meist im Zusammenhang mit einer Erkältung oder einem grippalen Infekt auf. Um die Infektion zu bekämpfen, wird das Schleimhautgewebe stärker durchblutet. Es schwillt an und behindert die Atmung. Fieber, starker Husten mit Auswurf sowie Brust- und Schulterschmerzen kommen hinzu. Wird eine akute Bronchitis nicht ausgeheilt, kann sie auch chronisch werden. Die chronische Bronchitis dauert meist Monate, wobei die Atembeschwerden im Lauf der Zeit stärker werden.

Klassische Behandlung

Die akute Bronchitis klingt in der Regel ab, wenn die Grippe ausgeheilt ist. Es gibt eine Vielzahl von Präparaten, die den Schleim lösen und den Auswurf fördern. Das ist wichtig, denn im Schleim befinden sich wiederum Krankheitserreger, die der Körper möglichst schnell loswerden sollte. Einige Heilpflanzen sind seit Jahrhunderten bekannt für ihre sekretlösende Eigenschaft. Dazu zählen Eibisch, Isländisch Moos und Spitzwegerich. Sie sind die Basis vieler Hustensäfte. Die chronische Bronchitis wird in der Schulmedizin meist mit Antibiotika, Kortison und Sauerstoffinhalationen behandelt, was nicht immer sein muss.

Wie Schwarzkümmel helfen kann

Durch seine sekretlösende und gefäßerweiternde Wirkung schafft Schwarzkümmel spürbare Linderung bei der akuten und bei der chronischen Bronchitis. Die empfohlene Tagesdosis beträgt dreimal täglich zwei Kapseln oder aber dreimal täglich einen halben Teelöffel Schwarzkümmelöl. Dazu sollte man unbedingt mit Schwarzkümmel inhalieren.

Unser Tip

Wer empfindliche Bronchien hat, im Herbst bei der ersten Kälte schon ein scharfes Brennen spürt, sollte das ganze Jahr über Lungenkräuter wie Thymian oder Majoran in der Küche verwenden. Ein warmes Fußbad an kalten Tagen hat so manche Lungenerkrankung verhindert. Auch die saubere Luft am Meer und in den Bergen wirkt heilend. Bei akuter Bronchitis wird Bettruhe empfohlen.

Schwarzkümmelsirup

Zutaten *1 kleine Knoblauchzehe* • *2 EL Honig* • *1 TL fein gemahlener Schwarzkümmelsamen*

Zubereitung

1 Den Knoblauch mit einem Messer zerkleinern oder mit der Knoblauchpresse zerdrücken.
2 Den Honig im Wasserbad leicht erwärmen und glatt rühren.
3 Knoblauch, Honig und Schwarzkümmel zu einem zähflüssigen Sirup verrühren.

Anwendung

Vor dem Frühstück 1 guten Teelöffel Sirup einnehmen und die Behandlung etwa 3 Wochen lang täglich durchführen.

Hustentee

Zutaten *1 EL Schwarzkümmelsamen* • *1 TL Süßholz* • *1/2 TL Anis 1 TL Kamille* • *1 Glas (= 200 ml) heißes Wasser*

Zubereitung

1 Schwarzkümmel, Süßholz, Anis und Kamille mahlen bzw. mörsern und in eine große Tasse geben.
2 Die Teezutaten mit dem etwa 90 °C heißen Wasser aufgießen.
3 Den Tee 10 Minuten ziehen lassen, anschließend abseihen.

Anwendung

Diesen Tee trinkt man während der akuten Krankheitsphase 3- bis 4-mal täglich, ansonsten 1-mal täglich.
Der Hustentee eignet sich nicht nur zum Trinken, sondern auch zur Inhalation. Dazu gibt man die Kräuter in eine Schüssel, gießt sie mit 1 Liter heißem Wasser auf und inhaliert die Dämpfe unter einem Handtuch.

Ekzeme und Hautausschläge

Was versteht man darunter?

Das Ekzem ist eine Hauterkrankung, die sich durch flächig gerötete, juckende Hautausschläge äußert. Hervorgerufen wird das Ekzem durch eine Überempfindlichkeitsreaktion des Körpers. Das Immunsystem ist übertrieben eifrig. Auslöser sind entweder äußere Faktoren wie Reinigungsmittel, Kosmetika, Textilien (Kontaktekzem) oder ein innerer Reiz (beim endogenen Ekzem). Das Ekzem fängt an zu »blühen«, wenn man z. B. extrem unter Druck steht. Die am meisten verbreitete Form des endogenen Ekzems ist die Neurodermitis (siehe Seite 44).

Mit dem Begriff »seborrhoisches Ekzem« ist eine Erkrankung gemeint, die von den Schweiß- und Talgdrüsen der Haut ausgeht. Die Drüsen verstopfen, und in den Drüsengängen siedeln sich Bakterien an.

Klassische Behandlung

Kontaktekzeme werden in der Regel mit Kortisonsalbe behandelt. Diese Salbe schafft zwar rasch Linderung, sollte aber keinesfalls über einen längeren Zeitraum hinweg aufgetragen werden. Denn langfristig wird die Haut durch Kortisonsalben dünn wie Pergamentpapier. Sie wird dadurch rissig und kann ihre Schutzfunktion noch weniger erfüllen.

Um beim seborrhöischen Ekzem die Bakterien abzutöten, verabreicht der Arzt Penizillin. Als Nebenwirkung einer Penizillintherapie werden aber auch die nützlichen Bakterien im Darm zerstört.

Wie Schwarzkümmel helfen kann

Zur lokalen Behandlung empfiehlt es sich, ozonisiertes Schwarzkümmelöl direkt auf die Haut aufzutragen. Ozonisierung bedeutet, dass der Schwarzkümmel längere Zeit durch eine chemisch leicht veränderte Form von Sauerstoff hindurchgeperlt wird.

Unser Tip

Bei Hautproblemen an der Hand sollte man mehrmals täglich die Haut mit einer neutralen Creme einfetten und möglichst immer Baumwollhandschuhe tragen.

Oft ist ein zu häufiges Händewaschen der Grund für Hautprobleme. Verwenden Sie rückfettende Waschsyndets statt Seife!

Verschiedene Metalle können das allergische Kontaktekzem auslösen. Deshalb Vorsicht beim Tragen von Modeschmuck.

Schwarzkümmeltrunk

Zutaten *2 Glas Apfelessig • 1 Glas fein gemahlene Schwarzkümmelsamen*
1 Glas Schwarzkümmelöl

Zubereitung	**1** Den Apfelessig auf dem Herd erhitzen und den Schwarzkümmel darin aufkochen. **2** Während des Kochens das Schwarzkümmelöl unter Rühren zugeben. **3** Anschließend den Trunk 1 bis 2 Stunden abkühlen lassen; dabei mehrmals umrühren. Mit einem Löffel einnehmen.
Anwendung	Bei akuten Problemen mit Ekzemen oder Hautausschlägen 3-mal täglich 1 Teelöffel davon einnehmen, während der beschwerdefreien Zeit täglich 1 Teelöffel einnehmen.

Schwarzkümmelcreme

Zutaten *2 Glas Apfelessig • 1 Glas fein gemahlener Schwarzkümmel*

Zubereitung	**1** Den Apfelessig und den Schwarzkümmel gut verrühren und die so entstandene Flüssigkeit etwa 6 Stunden ziehen lassen. **2** Anschließend die Mischung durch eine Kompresse filtern und die so erhaltene Flüssigkeit entweder zentrifugieren oder einfach 24 Stunden lang stehen lassen. **3** Die Flüssigkeit, die sich abgesetzt hat, vorsichtig abgießen. **4** Das Sediment, das zurückbleibt, im Verhältnis 1:1 mit Schwarzkümmelöl mischen.
Anwendung	Die Creme mehrmals täglich auf die betroffenen Hautstellen auftragen.

Erkältung, Grippe, Schnupfen

Was versteht man darunter?

In den kalten Monaten sind die Atemwegsorgane leicht anfällig für Krankheitserreger, die durch Tröpfcheninfektion (z.B. Niesen und Husten) übertragen werden. Erkältungen und grippale Infekte sind zwar sehr ansteckend, verlaufen aber meist harmlos: Husten, Schnupfen, Halsweh, Heiserkeit, leichtes Fieber, Kopf- und Gliederschmerzen. Anders dagegen die echte Grippe (Influenza). Hier kommt es ganz plötzlich zu Fieber und Schüttelfrost.

Manchmal treten auch Folgeerkrankungen wie Ohrenentzündung oder Ohrenvereiterung, eine Entzündung der Nasennebenhöhlen oder eine Bronchitis hinzu. Das Immunsystem ist in voller Aktion: Vor allem die B-Lymphozyten sind für die Abwehr der Grippeviren zuständig.

Klassische Behandlung

Da schon im Frühjahr bekannt ist, welches Grippevirus im nächsten Winter kommen wird, besteht die Möglichkeit einer Schutzimpfung. Leidet man bereits an einem grippalen Infekt, so werden z.B. durch Nasensprays, Halswehtabletten oder fiebersenkende Medikamente die einzelnen Beschwerden gelindert. Eine bakterielle Infektion im Hals, die verschleppt wird, kann auch das Herz schädigen. Sie wird deshalb durch Antibiotika bekämpft. Antibiotika vernichten aber nicht nur bestimmte Krankheitserreger, sondern auch nützliche Darmbakterien. Bei einer normalen Grippe das Fieber zu unterdrücken, ist nicht sinnvoll, denn Fieber ist nur Zeichen einer erhöhten Immun- und Stoffwechselaktivität. Und diese Aktivität ist für den Organismus absolut erwünscht und notwendig.

Wie Schwarzkümmel helfen kann

Unterstützen Sie das Immunsystem vorbeugend durch dreimal täglich eine bis zwei Kapseln Schwarzkümmelöl. Hat man sich schon angesteckt, nimmt man dreimal täglich zwei Kapseln.

Unser Tip

Die regelmäßige Einnahme von Vitamin C ist ein sehr wirksames Mittel gegen Erkältung. Es ist reichlich enthalten in Kiwis, Orangen, Grapefruits, Zwiebeln.
Zur dauerhaften Vorbeugung empfehlen sich auch homöopathische Arzneimittel, die das Immunsystem stärken.

Erkältungstee

Zutaten *1 EL fein gemahlene Schwarzkümmelsamen • 1 TL Süßholz 1/2 TL Anis • 1 TL Kamille*

Zubereitung	**1** Schwarzkümmel, Süßholz, Anis und Kamille mahlen bzw. mörsern und in eine große Tasse geben. **2** Die Teezutaten mit dem etwa 90 °C heißen Wasser aufgießen. **3** Den Tee 10 Minuten ziehen lassen, anschließend abseihen.
Anwendung	Diesen Tee trinkt man während der akuten Krankheitsphase 3- bis 4-mal täglich, in der beschwerdefreien Zeit 1-mal täglich.

Antierkältungsinhalation

Zutaten *1 kleine Knoblauchzehe • 2 EL Honig 1 TL fein gemahlene Schwarzkümmelsamen • 1 l heißes Wasser*

Zubereitung	**1** Die Knoblauchzehe mit dem Messer zerkleinern oder mit der Knoblauchpresse zerdrücken. **2** Den flüssigen Honig mit Knoblauch und Schwarzkümmel verrühren. **3** Alle Zutaten mit dem kochenden Wasser aufgießen.
Anwendung	Ein großes Handtuch über Kopf und Nacken legen und etwa 15 Minuten inhalieren. Die Anwendung 3-mal täglich durchführen.
Variante	Zur Behandlung von Erkältungen, Schnupfen und grippalen Infekten eignen sich auch die Inhalation mit Schwarzkümmelöl und die Inhalation mit gemahlenem Schwarzkümmel (siehe Seite 15).

Gallenblasen- probleme

Was versteht man darunter?

In den Industriestaaten hat jeder vierte Mensch Gallensteine, Frauen etwa fünfmal häufiger. Steine entstehen aus eingedicktem Gallensaft. Ursache sind meist Stoffwechselstörungen. Steine können den Gallenfluss behindern und Koliken auslösen. Eine Störung der Gallenblasenfunktion äußert sich z. B. durch Fettunverträglichkeit und Oberbauchschmerzen, unter Umständen auch begleitet von Fieber und Erbrechen.

Klassische Behandlung

Bei leichten Störungen hilft die Einnahme von Verdauungsenzymen und galletreibenden Mitteln (sogenannten Cholagoga).
Starke Schmerzen werden durch krampflösende Medikamente gelindert.

Unser Tip

Schwarzkümmel hilft, den Gallenfluss zu regulieren. Nehmen Sie vorbeugend dreimal täglich eine bis zwei Kapseln Schwarzkümmelöl. Verwenden Sie regelmäßig Küchenkräuter wie Majoran!

Gelenkschmer- zen und Rheuma

Was versteht man darunter?

Gelenkschmerzen haben ihre Ursache entweder in einem Verschleiß oder in einer Entzündung des Gelenks. Stark beanspruchte oder falsch belastete Gelenke sind besonders anfällig. Beim entzündlichen Gelenkrheuma spielen Autoimmunvorgänge eine Rolle, d. h. das Immunsystem wehrt sich aus nicht geklärten Gründen gegen körpereigene Stoffe. Symptome sind vor allem Steifigkeitsgefühl in Händen und Fingern.

Klassische Behandlung

Gelenkschmerzen werden je nach Ursache mit schmerzlindernden Cremes oder entzündungshemmenden Tabletten (z. B. Azetylsalizylsäurepräparaten) behandelt. Ein überanspruchtes Gelenk sollte man ruhig stellen und schonen.

Unser Tip

Die Einnahme von dreimal einer bis zwei Kapseln Schwarzkümmelöl hilft, das Immunsystem zu stabilisieren. Auch eine Autoimmunreaktion lässt sich durch Schwarzkümmel regulieren.

Schwarzkümmel für die Gallenblase

Zutaten *1/2 TL Origanum syriacum • 1 Glas Honig*
1 EL Schwarzkümmelsamen

Zubereitung
1 Den Origanum syriacum zerkleinern.
2 Origanum im Wasserbad mit dem Honig verrühren.
3 Den Schwarzkümmel fein mahlen und in die Paste rühren.

Anwendung
Bei chronischen Gallenblasenstörungen oder bei ruhenden Gallensteinen 2-mal täglich 1 Esslöffel von dieser Paste einnehmen.

Schwarzkümmeleinreibung

Zutaten *2 EL Schwarzkümmelöl • 2 EL frisch gemahlene Schwarzkümmelsamen*

Zubereitung
1 Das Schwarzkümmelöl in eine Schale oder einen kleinen Topf geben und auf kleiner Flamme auf dem Herd anwärmen.
2 Die Schwarzkümmelsamen untermischen und beides zu einer streichfähigen Creme verrühren.

Anwendung
Die betroffenen Gelenke werden 2-mal täglich mit dieser Creme behandelt. Bei entzündlichen Prozessen sollten Sie sie möglichst kühl auftragen (die Creme kann problemlos im Kühlschrank aufbewahrt werden). Bei degenerativen Erkrankungen (Verfall des Gewebes oder der Zellen) wird die Schwarzkümmelcreme vor jeder Anwendung erwärmt. Massieren Sie die Creme mit sanft kreisender Bewegung ein.

Haar- und Hautprobleme

Was versteht man darunter?

Ursache für trockenes und glanzloses Haar ist oft eine Unterfunktion der Talgdrüsen. Gerade Männer werden oft von Haarausfall geplagt. Lebensalter, erbliche Veranlagung und die männlichen Geschlechtshormone (Androgene) spielen hier eine Rolle. Haut und Schleimhaut reagieren sehr empfindlich auf Wind, Kälte oder Trockenheit, aber auch auf chemische oder mechanische Belastung. Rissige Haut hat man meist an den Händen, an den Lippen, am Mund- und Lidwinkel. Die Haut ist oft auch ein Spiegel unseres Innern: Ausreichend Schlaf, eine vernünftige Lebensweise (viel Bewegung, frische Luft, wenig Alkohol und Nikotin), regelmäßige Ruhephasen sowie eine ausgewogene Ernährung tragen entscheidend zur Regeneration der Haut bei.

Klassische Behandlung

Es gibt zahllose kosmetische Lotionen und Haarwässer, die das Haar stärken. Gegen hormonbedingten Haarausfall beim Mann wird ein Mittel mit dem Handelsnamen Minoxidil verabreicht. Die Erfolgsquote liegt bei etwa 30 Prozent.

Sobald man das Mittel aber absetzt, beginnt auch der Haarausfall wieder. Je nach Schwere werden Hautprobleme mit gewöhnlicher Fettcreme, mit Zink- oder Lebertransalbe oder mit Kortisonsalbe behandelt.

Wie Schwarzkümmel helfen kann

Die Standarddosis zur Haarkur von innen beträgt dreimal täglich zwei Kapseln Öl. Eventuell ergänzt man diese Einnahme auch durch Mineralstoffpräparate (Eisen, Zink, Selen). Schwarzkümmel führt dem Körper die wichtigen essenziellen Fettsäuren zu. Durch seine ideale Wirkstoffkombination wirkt er günstig auf die Hautfunktionen. Die empfohlene Dosis beträgt dreimal täglich eine bis zwei Kapseln bzw. dreimal täglich 20 bis 25 Tropfen Schwarzkümmelöl.

Unser Tip

Wenn eine Frau starken Haarausfall hat, ist möglicherweise der Östrogenhaushalt gestört. Lassen Sie sich untersuchen. Wenn Hautprobleme über einen längeren Zeitraum immer wiederkehren, liegt die Ursache vielleicht in einem Pilzbefall des Darms. Achten Sie beim Kauf von Shampoo und Seife darauf, pH-neutrale Produkte zu erwerben.

Haartinktur mit Schwarzkümmel

Zutaten *2 EL fein gemahlene Schwarzkümmelsamen*
2 EL Rochlasaft (Apotheke) • 1 EL Apfelessig • 1 Tasse Olivenöl

Zubereitung	**1** Den Schwarzkümmel mit dem Rochlasaft gründlich verrühren. **2** Den Apfelessig und das Olivenöl hinzufügen, nochmals gut durchrühren und etwa 30 Minuten ziehen lassen.
Anwendung	Diese Tinktur tragen Sie jeden Abend auf Haare und Kopfhaut auf, massieren sie mindestens 5 Minuten ein und lassen sie 20 bis 30 Minuten wirken. Anschließend waschen Sie die Haartinktur mit Shampoo wieder aus.

Hautcreme mit Schwarzkümmel

Zutaten *2 Glas Apfelessig • 1 Glas fein gemahlener Schwarzkümmel*
Schwarzkümmelöl

Zubereitung	**1** Den Apfelessig und den Schwarzkümmel gut verrühren und etwa 6 Stunden ziehen lassen. **2** Anschließend die Apfelessig-Schwarzkümmel-Mischung durch eine Kompresse filtern und die so erhaltene Flüssigkeit entweder zentrifugieren oder 24 Stunden stehen lassen. **3** Die Flüssigkeit, die sich abgesetzt hat, vorsichtig abgießen. **4** Das Sediment, das zurückbleibt, im Verhältnis 1:1 mit Schwarzkümmelöl mischen.
Anwendung	Die Creme mehrmals täglich auf die betroffenen Hautstellen auftragen. Lieber öfter und dafür sparsam anwenden.

Hämorrhoiden

Was versteht man darunter?

Hämorrhoiden sind knotige Venenaussackungen am Darm, die meist jucken, brennen und nässen und bei der Stuhlentleerung schmerzen. Besonders chronische Verstopfung, schwere körperliche Anstrengung, Bewegungsarmut und sitzende Tätigkeiten begünstigen die Entstehung von Hämorrhoiden. Wenn Hämorrhoiden offen sind und bluten, kann man auch Spuren von frischem, hellrotem Blut auf dem Toilettenpapier finden.

Hautparasiten

Was versteht man darunter?

Trotz bester Hygiene sind Schmarotzer und Hautparasiten noch immer nicht aus der Welt. Krätzemilben fressen regelrechte Löcher und Gänge in die Haut. Dadurch entsteht starker Juckreiz mit Entzündungen. Die Ausscheidungen der Milben verursachen allergisch bedingte Knötchen, die oft monatelang bestehen bleiben. Menschenläuse sind Blutsauger und können Krankheiten übertragen. Die Kopflaus wird durch Körperkontakt, durch gemeinsam be-

Klassische Behandlung

Hämorrhoiden werden meist mit schmerzstillenden und entzündungshemmenden Salben eingecremt. Oft enthalten diese Salben den Wirkstoff Kortison, der zwar zunächst die Symptome lindert, langfristig jedoch das empfindliche Gewebe noch mehr schädigt. Durch einen sogenannten Analdehner wird der Afterschließmuskel geweitet. Manchmal ist ein kleiner operativer Eingriff erforderlich, um größere und schmerzende Hämorrhoidenknoten abzubinden, zu veröden oder zu entfernen.

nutzte Kämme, Schals, Mützen oder Handtücher übertragen. Am gefährlichsten ist die Kleiderlaus, weil sie Borrelien – das sind bakterielle Krankheitserreger – übertragen kann.

Klassische Behandlung

In der Apotheke gibt es sehr wirksame Cremes, Emulsionen und Shampoos gegen Hautparasiten. Sie werden an mehreren aufeinander folgenden Tagen auf die Haut aufgetragen. Gleichzeitig muss man auf gründliche Hygiene achten, die Bettwäsche und Unterwäsche auskochen, eventuell auch die Matratzen reinigen.

Venencreme mit Schwarzkümmel

Zutaten *2 EL Schwarzkümmelsamen • 1 EL Schwarzkümmelöl*

Zubereitung	**1** Die Schwarzkümmelsamen in einer eisernen Pfanne auf dem Herd ausglühen. **2** Die in der Pfanne zurückbleibende Asche abkühlen lassen und mit dem Schwarzkümmelöl zu einer streichfähigen Creme vermischen.
Anwendung	Den After 2-mal täglich und nach jedem Stuhlgang gründlich reinigen, trocknen und anschließend mit der Venencreme vorsichtig bepinseln. Tragen Sie möglichst nur Baumwollunterwäsche, und achten Sie auf ballaststoffreiche Ernährung, die Ihre Verdauung verbessert.

Antiparasitenpaste

Zutaten *1 Glas fein gemahlener Schwarzkümmel • 50 ml Apfelessig*

Zubereitung	**1** Den fein gemahlenen Schwarzkümmel in einer Schüssel mit dem Apfelessig mischen und etwa 10 Minuten ziehen lassen. **2** Anschließend die Mixtur durch ein Tuch filtern. **3** Den Schwarzkümmelrückstand im Tuch in die Sonne oder neben die Heizung stellen, damit so lange Flüssigkeit verdunsten kann, bis die Masse zäh, dickflüssig und fast trocken ist.
Anwendung	Die Paste auf die befallenen Hautstellen oder auf das Haar auftragen und mindestens 15 Minuten in der Sonne oder unter der Trockenhaube trocknen lassen. Dann die Packung etwa 4 Stunden einwirken lassen, dann mit klarem Wasser ausspülen.

Hormonstörungen, Sterilität

Was versteht man darunter?

Etwa 1,2 Millionen Paare in Deutschland gelten als unfruchtbar. Man spricht von Impotenz, wenn beim Mann der Blutandrang während der sexuellen Erregung nicht ausreicht, um den Penis zu erigieren. Manchmal kommt es zwar zur Erektion, aber nur für einen kurzen Moment. Bis zu 90 Prozent der Potenzstörungen sind vermutlich seelisch bedingt. Weitere Ursachen sind Stress, Stoffwechselstörungen, verengte Blutgefäße, Umweltgifte, Alkohol- und Drogenmissbrauch. Unfruchtbarkeit bei der Frau hat neben seelischen auch oft organische Ursachen, z.B. Hormonstörungen oder kleinste Verwachsungen.

Klassische Behandlung

Hormonstörungen und Unfruchtbarkeit der Frau werden z.B. durch eine Hormontherapie behandelt. Nach gründlicher Untersuchung und Ursachenforschung kann auch ein kleiner operativer Eingriff erforderlich sein. Dasselbe gilt auch für die Sterilität beim Mann. Wenn z.B. ein Verschluss der Samenleiter der Grund für männliche Zeugungsunfähigkeit ist, so muss dieser Verschluss operativ entfernt werden. Bleiben oben genannte Eingriffe ohne Erfolg, so kann auch eine künstliche

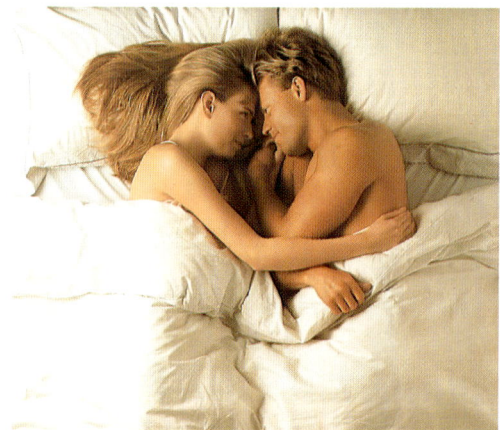

Für viele Paare bleibt der Kinderwunsch unerfüllt. Aber manchmal kann auch Unfruchtbarkeit geheilt werden!

Schwarzkümmel gegen Impotenz

Zutaten *1 Glas Schwarzkümmelsamen • 1 Glas Inula Helenum • 1 EL Origanum • 2 EL Bockshornklee*

Zubereitung	**1** Alle Zutaten fein mahlen, in eine Schüssel geben und gut miteinander vermengen. **2** In einem dunklen Schraubglas kühl und trocken aufbewahren.
Anwendung	Jeden Morgen 1 Esslöffel von dieser Mischung mit Honig verrühren, etwa 15 Minuten vor dem Frühstück einnehmen. Nicht sofort schlucken, sondern langsam im Mund zergehen lassen. Die Kur dauert 6 Wochen. Trinken Sie anschließend zum Frühstück ein Glas Vollmilch mit Malz, im Verhältnis 1:1 gemischt, und essen Sie außerdem viel frisches Obst. Und machen Sie Morgengymnastik!

Befruchtung gemacht werden. Hier gibt es mehrere unterschiedliche Methoden.

Wie Schwarzkümmel helfen kann

Schwarzkümmel kann die Therapie von Hormonstörungen oder Sterilität unterstützen. Er steigert die Produktion von Körpersäften und Sekreten, also auch der Sexualhormone. Schwarzkümmel erweitert außerdem die Gefäße und wirkt stimmungsaufhellend. Die empfohlene Dosis ist dreimal täglich eine bis zwei Kapseln oder auch dreimal täglich 20 bis 25 Tropfen Schwarzkümmelöl.

Unser Tip

Bereichern Sie Ihr Sexualleben mit bisher nicht praktizierten Formen der Zärtlichkeit. Versuchen Sie, im Gespräch mit Ihrem Partner neue Stimulationen zu finden, die Ihrem Liebesleben einen neuen Schwung geben. Auch im Buchhandel gibt es etliche empfehlenswerte Ratgeber, die Ihnen sicherlich weiterhelfen. Man kann eine ärztliche Therapie auch durch Aromaöle unterstützen. Für Männer eignen sich Ingwer, Sandelholz, Kardamom und Kümmel, für Frauen Iris, Jasmin, Rose und Neroli.

Husten, Reizhusten

Was versteht man darunter?

Husten ist ein lebenswichtiger Schutzreflex des Organismus. Fremdkörper werden auf diese Art möglichst schnell aus der Luftröhre herausgeschleudert. Wenn sich bei einer Erkältung Krankheitserreger in der Lunge ansammeln, versucht der Organismus, sie zusammen mit dem Hustensekret auszuscheiden. Dadurch wird einer Folgeerkrankung oder Komplikation vorgebeugt.

• Raucher haben vor allem morgens Raucherhusten mit starkem Auswurf. Da dieser Husten sehr langsam entsteht, wird er von vielen Menschen leider nicht genügend ernst genommen.

• Als Reizhusten bezeichnet man einen unproduktiven, trockenen Husten ohne Auswurf.

• Keuchhusten ist eine durch Bakterien ausgelöste Infektionskrankheit, die vor allem Kinder befällt. Manchmal verbergen sich hinter einem harmlosen Husten ernsthafte Erkrankungen. Man sollte deshalb vorsichtig sein und einen Arzt aufsuchen, wenn die folgenden Krankheitszeichen auftreten: Fieber, Atemnot, Schmerzen beim Atmen, brauner, grünlicher oder blutiger Auswurf.

Klassische Behandlung

Schleimlösende Medikamente (Expektoranzien) verflüssigen den zähen Schleim und erleichtern das Abhusten. Expektoranzien enthalten u. a. Menthol, Anis und Kampfer. Den geradezu gegenteiligen Effekt erzielt man mit Hustenblockern (Antitussiva). Sie wirken dämpfend auf das Hustenzentrum im Gehirn und unterdrücken den Hustenreflex. Antitussiva sollte man nicht eigenmächtig einnehmen. Das bekannteste Antitussivum ist das Kodein. Es hat suchterzeugende Wirkung.

Wie Schwarzkümmel helfen kann

Schwarzkümmel steigert die Sekretion der Körpersäfte und erweitert die Gefäße. Dadurch wird das Abhusten erleichtert. Die empfohlene Dosis ist dreimal täglich zwei Kapseln bzw. dreimal täglich einen halben Teelöffel Schwarzkümmelöl. Nehmen Sie außerdem schleimlösende Tees aus Eibisch, Isländisch Moos und Spitzwegerich. Auch Schwarzkümmelinhalationen helfen (siehe Seite 13).

Unser Tip

Auch Inhalationen mit Kamille und Thymian sind schmerzlindernd und besonders wirksam gegen Reizhusten.

Schwarzkümmelsirup

Zutaten *1 kleine Knoblauchzehe • 1 EL Honig • 1 TL fein gemahlene Schwarzkümmelsamen*

Zubereitung | **1** Den Knoblauch mit einem Messer zerkleinern oder mit der Knoblauchpresse zerdrücken.
2 Den Honig im Wasserbad leicht erwärmen und glatt rühren.
3 Den Knoblauch, den Honig und den Schwarzkümmel zu einem zähflüssigen Brei verrühren und abkühlen lassen.

Anwendung | Vor dem Frühstück 1 guten Teelöffel Sirup einnehmen. Die Behandlung etwa 3 Wochen lang durchführen.

Hustentee

Zutaten *1 EL Schwarzkümmelsamen • 1 TL Süßholz • 1/2 TL Anis 1 TL Kamille • 1 Glas (= 200 ml) heißes Wasser*

Zubereitung | **1** Schwarzkümmel, Süßholz, Anis und Kamille fein mahlen bzw. mörsern und in eine Tasse geben.
2 Die Teezutaten mit dem heißen Wasser (etwa 90 °C) aufgießen.
3 Die aus dem Tee aufsteigenden Dämpfe können Sie auch inhalieren.
4 Den Tee 10 Minuten ziehen lassen, anschließend abseihen.

Anwendung | Während der akuten Phase 3- bis 4-mal täglich trinken. Der Hustentee eignet sich auch zur Inhalation. Dazu gibt man dieselbe Menge Kräuter in eine große Schüssel und gießt sie mit 1 Liter heißem Wasser auf.

Infektanfälligkeit

Was versteht man darunter?

Manche Menschen werden von einem kalten Lufthauch angeblasen, und schon bekommen sie einen Schnupfen. Aus dem Schnupfen wird eine handfeste und hartnäckige Erkältung. Und auch nach überstandener Krankheit ist man keineswegs vor einer weiteren Erkältung geschützt. Eine chronische Infektanfälligkeit hat oft auch psychische Ursachen: Wer ständig unter Druck steht, wer überlastet und überfordert ist, steckt sich wesentlich schneller an. Durch die Krankheit entsteht eine Distanz zur Umgebung, die der Betroffene aus eigener Kraft nicht herstellen konnte. Dagegen sind frisch Verliebte so gut wie unverwundbar: Ihr Immunsystem wird durch die positiven Gefühle optimal gestärkt, aktiviert und widerstandsfähig.

Klassische Behandlung

In der Naturheilkunde hat sich vor allem Echinacea, ein Sonnenhutpräparat, zur Stärkung der Abwehrkraft sehr bewährt. Auch eine kleine Dosis Vitamin C jeden Tag stärkt das Immunsystem. Machen Sie täglich Wechselduschen und Kniegüsse!

Insektenstiche

Was versteht man darunter?

Mit dem Insektenstich gelangen bestimmte Gifte und darin enthaltene Entzündungsstoffe in den Körper. Es kommt an der Einstichstelle zu Rötung, Schwellung, Schmerz und Jucken. Sofern man nicht allergisch auf das jeweilige Insektengift reagiert, klingt die Entzündung nach etwa zwei Tagen wieder ab. Bei allergischer Disposition können Insektenstiche jedoch sogar lebensbedrohlich werden.

Klassische Behandlung

Viele Sonnencremes und -öle enthalten Substanzen, die einem die Insekten vom Leib halten sollen. Ist man gestochen, trägt man kühlende, entzündungshemmende Gels auf die Einstichstelle auf.

Unser Tip

Verbrennen Sie Schwarzkümmelsamen zusammen mit Weihrauch in einer Bratpfanne oder in einem Weihrauchkessel. Das vertreibt die Insekten, und lässt Sie in Ruhe den Sommerabend genießen.

Schwarzkümmelinhalation

Zutaten *1 Glas fein gemahlene Schwarzkümmelsamen • 1 l Wasser*

Zubereitung	**1** Die Schwarzkümmelsamen in eine große hitzebeständige Schüssel geben. **2** Das Wasser auf dem Herd aufkochen und den Schwarzkümmel damit aufgießen. **3** Zugedeckt ziehen und abkühlen lassen.
Anwendung	2-mal täglich, morgens und abends, 15 Minuten inhalieren. Dazu atmen Sie die Dämpfe unter einem Handtuch tief und intensiv ein. Sind die Dämpfe zu heiß, nehmen Sie etwas mehr Abstand.
Variation	Statt der Inhalation mit gemahlenem Schwarzkümmel können Sie auch eine Inhalation mit Schwarzkümmelöl (siehe Seite 15) anwenden.

Insektenstichen vorbeugen

Zutaten *1 EL Schwarzkümmelsamen • 1 EL Weihrauch*

Zubereitung	**1** Den Schwarzkümmelsamen gleichmäßig auf dem Boden einer eisernen Pfanne ausstreuen. **2** Den Weihrauch gleichmäßig darauf verteilen. **3** Beides über offenem Feuer oder auf dem Herd bei kleiner Flamme verglühen lassen. Die Pfanne von der Herdstelle nehmen.
Anwendung	Der aromatische Duft dieser Mischung vertreibt Insekten. Besonders wirksam und angenehm ist es, wenn man Schwarzkümmel und Weihrauch in einer sogenannten Schwenkbüchse (Weihrauchkessel) aromatisch verglühen lässt.

Konzentrations-schwäche

Was versteht man darunter?

Immer mehr, auch immer mehr junge Menschen haben große Schwierigkeiten, sich für längere Zeit auf eine Sache zu konzentrieren. Die Gedanken schweifen ab, man ist vergesslich und schläfrig. Kinder werden vorschnell als lernschwach eingestuft. Nur selten beruht Konzentrationsschwäche auf einer Funktionsstörung des Gehirns. Viel häufiger liegen die Ursachen im seelischen Bereich und im sozialen Umfeld: Stress, Erschöpfungszustände, Versagensängste, Leistungsdruck und Überforderung bauen im Gehirn regelrechte Blockaden auf. Diese Blockaden beeinträchtigen die Konzentrationsfähigkeit.

Klassische Behandlung

Die meisten Menschen behandeln sich selbst mit Kaffee, Koffeinpillen und anderen Aufputschmitteln. Das führt zu noch größerer Erschöpfung, und langfristig fühlt man sich ausgebrannt und leistungsunfähig.

Unser Tip

Verwenden Sie Schwarzkümmel wie ein Aromaöl: Lassen Sie mehrmals täglich vier bis acht Tropfen Schwarzkümmelöl in einer Aromalampe verdunsten.

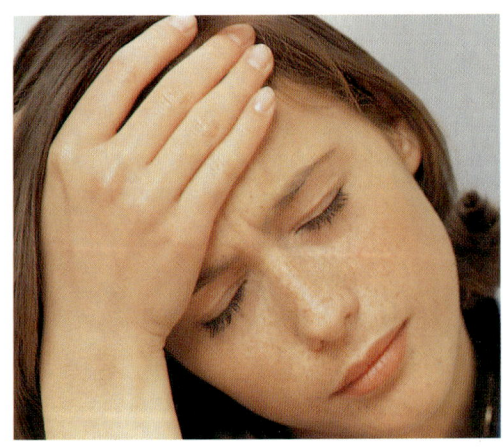

Konzentrationsschwäche und Kopfschmerzen können oft erheblich die Leistungsfähigkeit einschränken.

Kopfwehpulver

Zutaten *2 EL Schwarzkümmelsamen • 2 EL Anis • 2 EL Nelken*

Zubereitung	**1** Den Schwarzkümmel fein mahlen und in eine Schüssel geben. **2** Anis und Nelken fein mahlen und in der Schüssel mit dem Schwarzkümmel vermengen. **3** In ein dunkles Schraubglas füllen und an einem kühlen Ort trocken aufbewahren.
Anwendung	2-mal täglich, jeweils vor dem Frühstück und vor dem Mittagessen, 1 Teelöffel von diesem Pulver einnehmen. Kauen Sie das Pulver gründlich und lange, speicheln Sie es gut ein. Verdünnen Sie das Pulver im Mund nicht mit anderer Flüssigkeit. Nur so kann es richtig wirken und über die Mundschleimhaut schon teilweise aufgenommen werden. Das Pulver hilft bei Kopfschmerzen und bei Konzentrationsstörungen.

Kopfschmerzen

Was versteht man darunter?

Neben Migräne (siehe Seite 40) ist der sogenannte Spannungskopfschmerz die häufigste Form von Kopfweh. Der Schmerz verteilt sich, vom Hinterkopf kommend, diffus über die Schädeldecke. Diese Art von Kopfweh rührt von körperlichen und psychischen Verspannungen her. Kopfschmerzen können vielgestaltig in Erscheinung treten, deshalb sollte man nach den Ursachen suchen.

Klassische Behandlung

Die meisten Kopfwehtabletten gibt es rezeptfrei in der Apotheke. Am weitesten verbreitet sind Präparate, die Azetylsalizylsäure enthalten (z. B. Aspirin oder Thomapyrin). Diese Mittel können aber bei Dauergebrauch die Magenschleimhaut schädigen. Von anderen Mitteln, etwa Optalidon, kann man wegen ihrer stimulierenden Wirkung sehr leicht abhängig werden. Oft vergeht Kopfweh auch schon durch Wechselduschen oder durch kalte Kniegüsse.

Magen-Darm-Beschwerden

Was versteht man darunter?

Sodbrennen, Völlegefühl, Magendrücken, Bauchgrimmen, Durchfall und Verstopfung beruhen meistens auf Ernährungsfehlern, krankhaften Pilzen im Darm, organischen Störungen oder psychischer Belastung. Bei genauerem Hinsehen lässt sich oft auch ein Zusammenhang zwischen unverdaulichen Speisen bzw. Situationen (Belastung, Stress oder auch eine Krise) und Magen-Darm-Störungen feststellen.

Migräne

Was versteht man darunter?

Bei einer Migräne tritt der Kopfschmerz halbseitig auf und ist von Symptomen wie Übelkeit, Erbrechen, Überempfindlichkeit gegen Licht und Lärm begleitet. Manchmal kündigt sich die eigentliche Schmerzattacke durch eine sogenannte Aura mit Sternchensehen, Augenflimmern, Kribbeln an Armen und Beinen an. Fast jede(r) achte Deutsche leidet an Migräne, Frauen deutlich häufiger. Ursache ist eine besondere Empfindlichkeit

Klassische Behandlung

In der Schulmedizin verabreicht man z. B. bei Sodbrennen die säurehemmenden Antazida, bei Erbrechen bestimmte Medikamente, die im Gehirn den Brechreiz unterdrücken, bei Verstopfung Abführmittel usw. Oft werden diese Medikamente vorschnell eingenommen und unterdrücken damit natürliche Schutzreflexe des Körpers. Sie haben außerdem den Nachteil, dass sie nicht den Stoffwechsel regulieren, sondern lediglich Symptome unterdrücken. Sobald man aber die Medikamente absetzt, kommen die Probleme unverändert wieder.

gegenüber bestimmten Reizen und Belastungen wie Wetterwechsel, Hormonschwankungen oder Stress.

Klassische Behandlung

Die klassischen Mittel gegen Migräne sind Azetylsalizylsäure (ASS), Parazetamol und Ibuprofen. Man nimmt diese Mittel ein, sobald sich eine Migräneattacke ankündigt. Die Präparate helfen jedoch nicht wirklich weiter, sie können nur die Symptome lindern, nicht aber die Ursachen bekämpfen. Nikotin und Alkohol sind zu meiden.

Schwarzkümmelmilch

Zutaten *200 ml Milch • 2 EL flüssiges Schwarzkümmelöl • 1 EL Honig*

Zubereitung

1 Die Milch in einem Topf auf dem Herd vorsichtig erwärmen.
2 Anschließend die Milch vom Feuer nehmen und das flüssiges Schwarzkümmelöl einrühren.
3 Den Honig mit dieser Mischung vermengen und kräftig umrühren, bis alle Zutaten in der Milch gut aufgelöst sind.

Anwendung

Trinken Sie 3-mal täglich vor den Mahlzeiten 1 Esslöffel von dieser Schwarzkümmelmilch.
Der Magen-Darm-Trakt wird sich rasch beruhigen, das Sodbrennen verschwindet und die Verdauung wird sich regulieren.

Migränepulver

Zutaten *2 EL Schwarzkümmelsamen • 2 EL Anis • 2 EL Nelken*

Zubereitung

1 Den Schwarzkümmel fein mahlen.
2 Anis und Nelken fein mahlen und in einer Schüssel mit dem Schwarzkümmel vermengen.
3 In ein dunkles Schraubglas füllen und an einem kühlen Ort trocken aufbewahren.

Anwendung

2-mal täglich, jeweils vor dem Frühstück und vor dem Mittagessen, 1 Teelöffel von diesem Pulver einnehmen. Kauen Sie das Pulver gründlich und lange, speicheln Sie es gut ein. Verdünnen Sie das Pulver im Mund nicht mit anderen Flüssigkeiten. So kann es richtig wirken und über die Mundschleimhaut schon teilweise aufgenommen werden.

Müdigkeit, chronische

Was versteht man darunter?

Das chronische Erschöpfungssyndrom (CFS = chronic fatigue syndrome) ist gekennzeichnet von ständiger, lähmender Abgeschlagenheit und Antriebsschwäche bei gleichzeitiger Schlaflosigkeit. Als Ursache werden verschiedene Faktoren angenommen: eine Viruserkrankung, Bewegungsmangel, Vitamin- oder Mineralstoffmangel oder aber die Vorstufe einer Autoimmunkrankheit. Die meisten Menschen versuchen sich selbst zu »therapieren«: mit immer mehr Kaffee und Aufputschmitteln. Und sie geraten in einen noch größeren Teufelskreis.

Unser Tip

Gerade bei Müdigkeit und Abgeschlagenheit können Entspannungstechniken wie Yoga, Qi Gong oder autogenes Training eine Besserung bringen. Eine mögliche Autoimmunkrankheit lässt sich durch dreimal täglich eine bis zwei Kapseln bzw. dreimal täglich 20 bis 25 Tropfen Schwarzkümmelöl regulieren.

Nebenhöhlenentzündung

Was versteht man darunter?

Eine akute Nasennebenhöhlenentzündung (Sinusitis) tritt oft als Begleiterscheinung einer Erkältung oder einer Grippe auf. Auch bei einer angeborenen Verkrümmung der Nasenscheidewand kann das Sekret aus den Nebenhöhlen nicht ausreichend abfließen und staut sich. Man spürt ein dumpfes Druckgefühl über den verstopften Nebenhöhlen und einen pulsierenden Kopfschmerz, der sich verstärkt, wenn man den Kopf neigt. Manchmal kommt Fieber hinzu. Ein Sekretstau ist der ideale Nährboden für bakterielle Krankheitserreger. Es besteht die Gefahr, dass Entzündungen in die Augenhöhlen, ins Gehirn oder in einen Wurzelkanal eines Zahnes abstrahlen, und dort zum Problem werden.

Klassische Behandlung

Der HNO-Arzt behandelt eine Nebenhöhlenentzündung mit Nasentropfen, Wärme (Rotlicht) oder Spülungen. Bei einer Organverformung ist möglicherweise ein kleiner operativer Eingriff (z. B. an der Nasenscheidewand) erforderlich, der nicht immer Besserung bringt.

Schwarzkümmel gegen Müdigkeit

Zutaten *2 EL Schwarzkümmelsamen • 1 EL Gelee royale*

Zubereitung	**1** Den Schwarzkümmel fein mahlen und in eine Schüssel geben. **2** Anschließend das Gelee royale gründlich unterrühren. Diese Mischung in einem dunklen Schraubglas kühl (aber nicht im Kühlschrank) aufbewahren.
Anwendung	2-mal täglich, vor dem Frühstück und vor dem Mittagessen, von dieser Mischung 1 Teelöffel voll einnehmen. Die Anwendung erfolgt kurmäßig etwa 4 Wochen lang. Machen Sie regelmäßig vor dem Schlafengehen noch einen kurzen Spaziergang an der frischen Luft.

Ohrensalbe

Zutaten *2 EL Schwarzkümmelöl • 2 EL fein gemahlene Schwarzkümmelsamen*

Zubereitung	**1** Das Schwarzkümmelöl in einer Pfanne auf dem Herd vorsichtig erhitzen. **2** Den gemahlenen Schwarzkümmel in das erhitzte Öl rühren und im heißen Öl langsam ausbacken. **3** Danach das Öl abseihen und abkühlen lassen.
Anwendung	Streichen Sie das kalte Öl 3-mal täglich in die bei einer Nasennebenhöhlenentzündung schmerzenden Ohren (aber nur, wenn das Trommelfell unverletzt ist!). Massieren Sie von außen durch kreisende Bewegung den Gehörgang und die Ohrmuschel. Die Salbe wirkt bis in die Nasennebenhöhlen.

Neurodermitis

Was versteht man darunter?

Die Entstehung der Neurodermitis wird durch Umweltgifte, Allergien oder Stoffwechselstörungen begünstigt. Fast 20 Prozent der Neurodermitiker leiden außerdem an Bronchialasthma, mehr als zehn Prozent an Heuschnupfen. Vermutlich spielt auch die Vererbung eine Rolle.

Die Krankheit beginnt oft schon im Kindesalter als »Milchschorf« am Kopf. Später sind dann vor allem Hals, Handgelenke, Armbeugen und Kniekehlen betroffen: Die Haut ist glanzlos, gerötet, verdickt, sehr trocken und schuppig. Es bilden sich Knötchen und Krusten. Was aber am allermeisten quält, ist der extreme Juckreiz: Man möchte buchstäblich aus der Haut fahren. Durch Kratzen wird die Haut noch zusätzlich verletzt. Es kommt zu Hautblutungen und schmerzhaften Entzündungen.

Klassische Behandlung

Während der akuten Phase werden in der Schulmedizin Antihistaminika verabreicht, die entzündungshemmend wirken und den Juckreiz reduzieren. Zusätzlich wird auf die befallenen Stellen Kortisonsalbe aufgetragen, die langfristig die Haut noch mehr schwächt und dadurch zusätzlich belastet. Machen Sie eine Schwarzkümmelkur mit dreimal täglich zwei Kapseln Schwarzkümmel- bzw. dreimal täglich einen halben Teelöffel Schwarzkümmelöl.

Nierenprobleme

Was versteht man darunter?

Oft sind Stoffwechselstörungen wie Zuckerkrankheit oder Gicht der Grund für Nierenbeschwerden. Insbesondere die Nierensteine werden (auch der Nierenkies) nicht mehr genügend ausgeschieden und lagern sich ab.

Dadurch kann es zu einem Stau in der Niere kommen; die Nieren werden unzureichend gespült.

Klassische Behandlung

Zunächst versucht man, eine Stoffwechselkrankheit durch Medikamente in den Griff zu bekommen. Steine werden durch Flüssigkeit ausgeschwemmt oder operativ entfernt (z.B. durch Zertrümmern). Nierenentzündungen werden mit Antibiotika behandelt. Bei leichteren Beschwerden hilft es, vor dem Frühstück einen Esslöffel Schwarzkümmelsamen einzunehmen.

Hautöl aus Schwarzkümmel

Zutaten *3 EL Schwarzkümmelöl • 3 EL fein gemahlene Schwarzkümmelsamen*

Zubereitung

1 Das Schwarzkümmelöl in einer Pfanne auf dem Herd vorsichtig erhitzen.
2 Den gemahlenen Schwarzkümmel in das erhitzte Öl rühren und im heißen Öl langsam ausbacken.
3 Anschließend das Schwarzkümmelöl abseihen und abkühlen lassen.

Anwendung

3-mal täglich sollten Sie das Öl dünn auf die betroffenen Hautstellen auftragen. Je kühler Sie das Öl verwenden, desto besser lindert es den Juckreiz (das Hautöl können Sie im Kühlschrank aufbewahren).
Machen Sie eventuell auch Umschläge mit einem Baumwolltuch, um mögliche Flecken auf der Kleidung zu vermeiden. Grundsätzlich gilt hier: lieber öfter und dafür sparsam eincremen.

Nierenwickel

Zutaten *2 EL Olivenöl • 2 EL fein gemahlene Schwarzkümmelsamen*

Zubereitung

1 Das Olivenöl auf Körpertemperatur erwärmen.
2 Den fein gemahlenen Schwarzkümmel in das Öl rühren und 15 Minuten ziehen lassen.

Anwendung

Die Ölmischung auf ein Baumwolltuch auftragen und das Tuch auf die Nierengegend legen. Mit einem großen Leinentuch fixieren und den Wickel etwa 20 Minuten umgelegt lassen. Die Anwendung 2 bis 6 Wochen lang täglich wiederholen.

Offenes Bein

Was versteht man darunter?

Offene, wunde Stellen am Unterschenkel entstehen meist infolge einer Durchblutungsstörung (z. B. bei Zuckerkrankheit). Die oberen Hautschichten sterben ab und bilden den idealen Nährboden für Keime. Eitererreger siedeln sich an, und langfristig kann das Gewebe ganz absterben. Die Ursache für ein offenes Bein kann auch eine Venenerkrankung sein.

Klassische Behandlung

Die Wunde am Bein wird mit desinfizierenden Lösungen gereinigt, mit antibiotischen Präparaten oder bestimmten Substanzen zur Wundheilung behandelt.

Unser Tip

Wer zuckerkrank ist, bekommt leider sehr schnell ein offenes Bein. Sorgfältigste Fußpflege ist hier sehr wichtig, weil schon kleine Verletzungen nicht mehr heilen.

Ohrenschmerzen

Was versteht man darunter?

Ohrenschmerzen sind entweder die vorübergehende und harmlose Begleiterscheinung einer Erkältung, sie können aber auch Symptom einer infektionsbedingten Ohrentzündung sein. Bei starken Ohrenschmerzen, Fieber und eingeschränktem Hörvermögen sollte man unbedingt einen HNO-Arzt aufsuchen.

Klassische Behandlung

Eine bakterielle Ohrentzündung wird mit Antibiotika behandelt. Bei einer Viruserkrankung verschreibt der Arzt im Normalfall fiebersenkende und schmerzlindernde Medikamente. Da ein starkes Immunsystem gar nicht erst zulässt, dass ein Krankheitserreger aus dem Nasen-Rachen-Raum ins Ohr vordringen kann, sollte man vorbeugend dreimal täglich eine Schwarzkümmelkapsel oder 20 Tropfen Schwarzkümmelöl einnehmen.

Unser Tip

Stärken Sie Ihr Immunsystem durch die regelmäßige Einnahme von Vitamin C. Kurieren Sie jede Erkältung aus, weil sie sonst verschleppt werden könnte, und schränken Sie das Rauchen ein. Zur Linderung der Ohrenschmerzen helfen Kantharidinpflaster aus der Apotheke.

Beinsalbe

Zutaten *3 EL fein gemahlene Schwarzkümmelsamen • 2 EL Hennafett 1 EL Apfelessig*

Zubereitung 1 Den Schwarzkümmel in einer eisernen Pfanne ausglühen lassen.
2 Die Asche der Schwarzkümmelsamen mit Hennafett zu einer Paste verrühren.

Anwendung Apfelessig auf einen Wattebausch (noch besser auf eine sterile Kompresse) träufeln und die wunde Stelle am Bein vorsichtig damit reinigen. Dann ein paar Minuten trocknen lassen oder vorsichtig mit einer Kompresse trocken tupfen. Anschließend eine dünne Schicht Salbe auftragen. Die Salbe entweder an der Luft eintrocknen lassen oder mit einer sterilen Kompresse verbinden. Die Anwendung sollten Sie 2-mal täglich vornehmen.

Ohrensalbe

Zutaten *2 EL Schwarzkümmelöl • 2 EL fein gemahlene Schwarzkümmelsamen*

Zubereitung 1 Das Schwarzkümmelöl in einer Pfanne auf dem Herd langsam erhitzen.
2 Den gemahlenen Schwarzkümmel in das erhitzte Öl rühren und im heißen Schwarzkümmelöl langsam ausbacken.
3 Das Öl abseihen und abkühlen lassen.

Anwendung Streichen Sie die kalte Ohrensalbe 3-mal täglich mit einem Wattestäbchen vorsichtig in den äußeren Gehörgang.

Pilzerkrankungen

Was versteht man darunter?

Candida albicans z. B. ist ein Hefepilz, der sich sowohl auf der Haut als auch auf der Schleimhaut abwehrgeschwächter Menschen ansiedelt und dort eine Pilzkrankheit (Kandidose) hervorruft.

• Darmpilze: Am häufigsten siedelt sich der Candidapilz in der Darmschleimhaut an, und oft liegt hier die Ursache für chronische Verdauungsstörungen, immer wiederkehrende Scheideninfektionen oder ständige Hautausschläge. Pilze sind sehr hartnäckig: Im feuchtwarmen Milieu bei einer Körpertemperatur von 37 °C finden sie ideale Wachstumsvoraussetzungen. Einfachzucker, wie die Industriekost sie in Form von Zucker oder Nudeln täglich liefert, sind für die Darmpilze die ideale Nahrung. Durch eine einfache Untersuchung beim Arzt lässt sich ein Pilzbefall im Darm feststellen.

• Hautpilze: Plötzlich auftretende rote, juckende, schuppige Pusteln auf der Haut sind möglicherweise auch auf einen Pilzbefall zurückzuführen. Man sollte rechtzeitig zum Hautarzt gehen, um eine genaue Diagnose zu bekommen.

Klassische Behandlung

Der klassische Wirkstoff zur Behandlung von Darmpilzen heißt Nystatin. Es hat keine unangenehmen Nebenwirkungen. Weitere Mittel sind Natamyzin, Amphoterizin B und Azole. Unabdingbar für die erfolgreiche Behandlung ist auch eine gleichzeitige Antipilzdiät, die aber keine Einfachzucker (also keinen weißen Zucker, keine Teigwaren, leider auch kein frisches Obst) enthält. Mit einer Darmreinigungskur, z. B. einer Milch-Semmel-Diät nach F. X. Mayr schließt man die Behandlung ab. Durch sogenannte Eubionten wird der Aufbau einer gesunden Darmflora unterstützt.

Wie Schwarzkümmel helfen kann

Schwarzkümmel hat eine antibakterielle (gegen Bakterien gerichtete) und antimykotische (gegen Pilze gerichtete) Wirkung. Zusätzlich zur äußeren Behandlung sollte man täglich dreimal zwei Kapseln bzw. einen halben Teelöffel Schwarzkümmelöl einnehmen.

Unser Tip

Nehmen Sie – auch Ihrem Darm zuliebe – nicht leichtfertig Antibiotika ein, denn sie zerstören nützliche Darmbakterien.

Schwarzkümmel gegen Darmpilze

Zutaten *2 Glas Apfelessig • 1 Glas fein gemahlene Schwarzkümmelsamen*
1 Glas flüssiges Schwarzkümmelöl

Zubereitung

1 Zunächst den Apfelessig aufkochen.
2 In die kochende Flüssigkeit den Schwarzkümmel einrühren und unter ständigem Rühren 5 Minuten köcheln lassen.
3 Anschließend das flüssige Schwarzkümmelöl einrühren. Die Masse vom Feuer nehmen, wenn sie eine sirupartige Konsistenz hat.

Anwendung

3-mal täglich vor den Mahlzeiten 1 Esslöffel davon einnehmen.

Schwarzkümmelcreme gegen Hautpilze

Zutaten *2 Glas Apfelessig • 1 Glas gemahlene Schwarzkümmelsamen*
1 Glas Stärkemehl

Zubereitung

1 Den Apfelessig erhitzen, den Schwarzkümmel einrühren und die Mischung kurz aufkochen.
3 Nach dem Aufkochen das gesiebte Stärkemehl einrühren, anschließend die Schwarzkümmelcreme abkühlen lassen.

Anwendung

Die Creme 2-mal täglich auf die betroffenen Hautstellen auftragen.
Werden Sie den Hautpilz trotz intensiver Salbenbehandlung nicht los, sollten Sie unterstützend eine Antipilzdiät durchführen: Genaue Anleitungen und schmackhafte Rezepte finden Sie in dem Ratgeber »Heildiät gegen Pilze im Körper« von Elisabeth Lange, der als Gesundheitsratgeber im Südwest Verlag erschienen ist.

Reizdarm

Was versteht man darunter?

Der Reizdarm oder nervöse Darm ist eine psychosomatische Krankheit mit den Symptomen Bauchweh, Ziehen unterhalb des Nabels, Blähungen sowie einem Wechsel zwischen Durchfall und Verstopfung. In Situationen, die seelisch belasten, treten die Symptome gehäuft auf. Menschen mit Darmproblemen sind oft übertrieben gewissenhaft, labil, verletzlich, sehr kontrolliert und sehr verhalten. Darüber hinaus kann aber auch eine Nahrungsmittelallergie der Grund für einen gereizten Darm sein. Auf lange Sicht kann ein Reizdarm zu chronischen Verdauungsproblemen wie Verstopfung führen.

Klassische Behandlung

In der Schulmedizin werden bestimmte Verdauungsenzyme verabreicht. Nach Rücksprache mit einem Arzt empfehlen sich auch Fasten- oder Darmreinigungskuren. Im Anschluss daran unterstützt man durch Eubionten, das sind physiologische Darmbakterien, den Aufbau einer gesunden Darmflora. Zur Regeneration der Darmschleimhaut werden auch Autovakzine (Eigenimpfstoffe) verabreicht.

Schlafstörungen

Was versteht man darunter?

Man unterscheidet zunächst zwischen Einschlaf- und Durchschlafstörungen. Etwa jeder zweite Erwachsene ist davon betroffen. Es gibt vielerlei Ursachen dafür, z.B. Stress, berufliche oder familiäre Überlastung. Entscheidend ist aber auch die Schlafqualität. Beim gesunden Schlaf durchlebt man mehrmals pro Nacht vier Schlafstadien, wobei die sogenannten Tiefschlafphasen für die Erholung besonders wichtig sind.

Vor allem Schnarcher leiden an einer sogenannten Schlafapnoe, d.h. sie haben kurzzeitige Atemstillstände. Das Gehirn ist dann unzureichend mit Sauerstoff versorgt, und die Betroffenen fühlen sich am nächsten Morgen nicht erholt, sondern abgeschlagen.

Klassische Behandlung

Schlafmittel machen die Probleme nur größer. Man sollte vielmehr versuchen, die physische Ursache (z.B. Bluthochdruck) zu behandeln oder psychische Störungen (seelische Belastung, Stress etc.) in den Griff zu bekommen.

Schwarzkümmeldrink

Zutaten *1 reife Birne • 1 EL fein gemahlene Schwarzkümmelsamen • 1 EL fein gemahlene Süßholzwurzel*

Zubereitung	**1** Die Birne vierteln und mit einem spitzen Messer die Kerne herausstechen. **2** Die Frucht mit Schale und Kernhaus im Mixer pürieren. **3** Den Schwarzkümmel und das Süßholz in die Masse geben. Anschließend alle Zutaten nochmals kurz pürieren.
Anwendung	3-mal täglich 1 Esslöffel Schwarzkümmeldrink (zimmerwarm) für den Darm mit 1 Teelöffel lauwarmem Wasser verrühren und vor den Mahlzeiten einnehmen. Die Behandlung sollte so lange fortgesetzt werden, bis sich der Darm beruhigt hat.

Nerventee

Zutaten *1 Glas Schwarzkümmelsamen • 1 l Wasser*

Zubereitung	**1** Den Schwarzkümmel grob mörsern und in eine vorgewärmte Teekanne geben. **2** Das Wasser aufkochen, etwa 1 Minute abkühlen lassen, dann den Schwarzkümmel damit aufgießen. **3** Den Tee zugedeckt 10 Minuten ziehen lassen, dann abseihen und in eine Thermoskanne füllen.
Anwendung	Über den Tag verteilt 1 Liter Tee trinken. Nehmen Sie die erste Tasse schon morgens auf nüchternen Magen ein, die letzte Tasse 1 bis 2 Stunden vor dem Schlafengehen.

Schuppenflechte

Was versteht man darunter?

Die Schuppenflechte (Psoriasis) ist eine angeborene, nicht ansteckende Krankheit. Die Haut hat trockene, silbrig glänzende Schuppen, vor allem an den Streckseiten von Armen und Beinen sowie am Steißbein. Die Hautveränderungen können in Form von Einzelherden, aber auch generalisiert auftreten. Ursache ist eine übermäßige Hornproduktion der Oberhautzellen. Bei einigen Patienten sind auch die Fingernägel betroffen, die sich verdicken und braungelb färben, Erhebungen bilden oder sogar zerfallen.

Klassische Behandlung

In erster Linie versucht man, die übermäßige Hornproduktion zu regulieren. Dazu verwendet man teer- oder harnstoffhaltige Salben sowie Salizylsäure- und Kortisonsalben. Ultraviolettes Licht, entweder durch mäßige Sonnenbestrahlung oder aber durch ein geeignetes Bestrahlungsgerät, lindert die Beschwerden.

Unser Tip

Sehr heilsam ist eine Klimatherapie an Nord- oder Ostsee oder am Toten Meer. Salz aus dem Toten Meer gibt es auch in der Apotheke zu kaufen.

Schwindelanfälle

Was versteht man darunter?

Die häufigste Ursache für Schwindel ist ein zu niedriger Blutdruck. Plötzlich ist das Gleichgewicht gestört, und man hat das Gefühl, dass der Boden unter den Füßen schwankt. Vorsichtig werden sollte man, wenn die Schwindelanfälle von Ohrensausen, Herzrasen oder Doppeltsehen begleitet sind. Dies ist manchmal der Hinweis auf eine ernsthafte Gehirnstörung.

Klassische Behandlung

Schwindel bei zu niedrigem Blutdruck lässt sich sehr gut durch Medikamente, durch Heilpflanzen wie Mistel oder Rosmarin und durch gezieltes Kreislauftraining in den Griff bekommen.

Unser Tip

Machen Sie morgens Wechselduschen und kalte Kniegüsse! Generell gilt hier: Bringen Sie Ihren Kreislauf durch Bewegung an der frischen Luft auf Trab.

Hautöl aus Schwarzkümmel

Zutaten *3 EL Schwarzkümmelöl • 3 EL fein gemahlene Schwarzkümmelsamen*

Zubereitung	**1** Das Schwarzkümmelöl in einer Pfanne auf dem Herd vorsichtig erhitzen. **2** Den gemahlenen Schwarzkümmel in das erhitzte Öl rühren und im heißen Öl langsam ausbacken. **3** Anschließend das Hautöl abseihen und abkühlen lassen.
Anwendung	3-mal täglich dünn auf die betroffenen Hautstellen auftragen. Je kühler Sie das Öl auftragen, desto wirksamer lindert es den Juckreiz (Sie können das Hautöl problemlos im Kühlschrank aufbewahren). Machen Sie eventuell auch Umschläge mit einem Baumwolltuch. Grundsätzlich gilt hier: lieber öfter und dafür sparsam eincremen.

Schwarzkümmeldrink gegen Schwindel

Zutaten *200 ml Wasser • 1 EL gemahlene Schwarzkümmelsamen 1 TL feingemahlene Nelken*

Zubereitung	**1** Das Wasser kurz aufkochen. **2** Anschließend den Schwarzkümmel und die Nelken in das Wasser rühren. **3** Alle Zutaten unter ständigem Rühren nochmals aufkochen. **4** Dann den Topf vom Herd nehmen und den Drink abkühlen lassen.
Anwendung	Jeden Morgen vor dem Frühstück den Drink frisch zubereiten und auf nüchternen Magen trinken.

Sonnenbrand, Verbrennungen

Was versteht man darunter?

Aus medizinischer Sicht sind Verbrennungen nichts anderes als Entzündungen, die durch Hitze bzw. Gewebeschäden nach starker Hitzeeinwirkung hervorgerufen werden.

Zu starke oder zu lange Sonnenbestrahlung, Verbrühungen durch heißes Fett, kochendes Wasser, heiße Dämpfe oder der Hautkontakt mit heißen Gegenständen können zu Verbrennungen führen. Generell unterscheidet man zwischen Verbrennungen ersten, zweiten und dritten Grades: Bei Verbrennungen ersten Grades ist die Haut rot und entzündet; die meisten Sonnenbrände gehören zu dieser Kategorie. Verbrennungen zweiten Grades sind sehr schmerzhaft; die Haut nässt, und Brandblasen zeigen sich. Bei Verbrennungen dritten Grades ist die Haut weiß, berührungsempfindlich oder tief verschorft; die Schmerzen sind häufig nicht sehr stark, da durch die extreme Hitzeeinwirkung zahlreiche Nervenenden zerstört wurden; das Gewebe ist bis in die Unterhaut geschädigt. Bei Verbrennungen zweiten oder dritten Grades besteht außerdem ein hohes Infektionsrisiko. Aus diesem Grund sollten Sie derartig starke Verbrennungen auf keinen Fall selbst behandeln, sondern einen Arzt konsultieren!

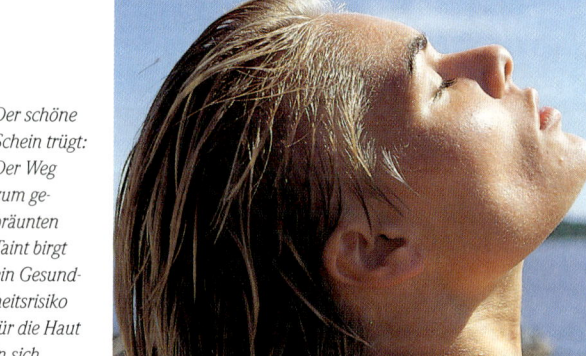

Der schöne Schein trügt: Der Weg zum gebräunten Taint birgt ein Gesundheitsrisiko für die Haut in sich.

Schwarzkümmeldrink gegen Sonnenbrand

Zutaten *einige Tropfen Schwarzkümmelöl*

Zubereitung	Tragen Sie einige Tropfen Schwarzkümmelöl pur auf die betroffenen Hautstellen auf, und lassen Sie das Öl einige Zeit lang einwirken. Sie werden bereits nach kurzer Zeit eine schmerzlindernde Wirkung des Schwarzkümmels auf der Haut bemerken.
Anwendung	Nach etwa 20 Minuten Einwirkzeit sollten Sie das Öl mit lauwarmem Wasser wieder abwaschen, denn Vorsicht: Da das Öl nicht sofort vollständig in die Haut einzieht, hinterlässt es möglicherweise dunkle Flecken auf der Kleidung.

Klassische Behandlung

Verbrennungen ersten Grades werden mit kühlenden Salben behandelt. Bei Verbrennungen zweiten und dritten Grades sind in Extremfällen Hauttransplantationen erforderlich, bei großflächiger Verbrennung muss auf eine ausreichende Versorgung des Körpers mit Sauerstoff geachtet werden, da die zerstörte Haut nicht mehr »atmen« kann. Auch mit Aloe-Vera-Salbe oder durch Aufträufeln der Flüssigkeit aus Aloeblättern erzielen Sie eine deutliche Linderung Ihrer Verbrennungsschmerzen. In der Homöopathie wird die kurzzeitige Annäherung an die verursachende Hitzequelle empfohlen, die die Verbrennungen heilen hilft.

Einhergehend mit schwerem Sonnenbrand kann auch ein Hitzeschock oder ein Sonnenstich auftreten, den Sie sorgsam, auf keinen Fall aber mit extremer Kühlung oder vielem kaltem Wasser behandeln sollten. Bei starken Schmerzen sollten Sie zum Arzt gehen.

Unser Tip

Auch eine Behandlung mit dem australischen Teebaumöl wirkt bei leichteren Verbrennungen kühlend, desinfizierend und fördert den Heilungsprozess. Bedecken Sie die Wunde mit einem Mullverband, auf den Sie fünf bis acht Tropfen Teebaumöl gegeben haben. Wechseln Sie diesen Verband alle 24 Stunden.

Tumorvorbeugung, Tumorerkrankung

Was versteht man darunter?

Die Bezeichnung »Tumor« (Geschwulst) ist der Sammelbegriff für die unterschiedlichsten Arten von Gewebeneubildung. Man unterscheidet zwischen gutartigen und bösartigen Tumoren. Eine gutartige Geschwulst tritt als abgekapselte Neubildung von Gewebe auf. Sie kann zwar auf Nerven oder benachbarte Organe drücken, dringt aber nicht in andere Organe vor. Anders die bösartige Geschwulst (Krebs): Sie breitet sich in umgebende Gewebe oder Organe aus und bildet Tochtergeschwülste (Metastasen). Es gibt verschiedene Faktoren, die eine Tumorbildung begünstigen: bestimmte Genussgifte (z. B. Nikotin), Fehlernährung, Strahlenbelastung oder Umweltgifte. Die fehlgesteuerte Tumorzelle sucht sich eine Schwachstelle im Organismus, um sich von dort auszubreiten. Krebszellen überlisten das körpereigene Immunsystem. Sie haben nur dann eine Chance, wenn das Immunsystem gestört ist. Kaum zu überschätzen ist auch der psychische Aspekt einer Tumorerkrankung.

Ein durch Stress, Überforderung und Angst geschwächtes Immunsystem kann seine Aufgabe – körperfremde Stoffe, also auch Tu-

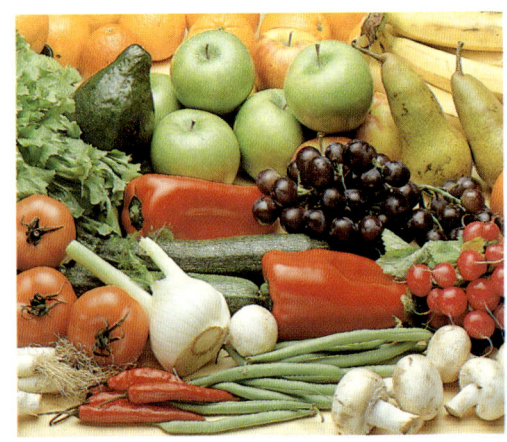

Die Stärkung des Immunsystems ist die beste Vorbeugung gegen Tumorerkrankungen. Stellen Sie gegebenenfalls Ihre Ernährung um.

Schwarzkümmelsirup

Zutaten *2 EL Schwarzkümmelöl • 2 EL Schwarzkümmelsamen 1 EL Gelee royale*

Zubereitung

1 Das Schwarzkümmelöl in einer Pfanne leicht anwärmen.

2 Die Schwarzkümmelsamen fein mahlen und in das warme Öl mischen und beides gründlich verrühren.

3 Anschließend das Gelee royale gründlich unterrühren und die Creme abkühlen lassen. Diese Mischung in ein dunkles Schraubglas abfüllen und trocken und kühl (jedoch nicht im Kühlschrank) aufbewahren.

Anwendung

3-mal täglich vor den Mahlzeiten 1 Teelöffel Schwarzkümmelsirup einnehmen. Die Anwendung erfolgt kurmäßig 6 Wochen lang, danach reduzieren Sie die Menge auf 2-mal täglich 1 Teelöffel.

---

morzellen abzuwehren – nicht mehr erfüllen. Vermutlich gibt es auch einen Zusammenhang zwischen Krebs und Autoaggression (Selbstzerstörung des Organismus).

Klassische Behandlung

Lebenswichtig ist die frühzeitige Entdeckung eines Tumors. Es sei daher ausdrücklich davor gewarnt, sich bei unklaren Beschwerden zu lange Zeit selbst helfen zu wollen. Suchen Sie umgehend einen Arzt auf, der die Ursachen Ihrer Symptome aufdeckt.

Wie Schwarzkümmel helfen kann

Schwarzkümmel ist neben Mistel und Melatonin eines der wichtigsten Mittel zur begleitenden Tumorbehandlung. Er stimuliert die Knochenmarkzellen und fördert so die Produktion von Immunzellen und -eiweißkörpern.

Unser Tip

Die Einnahme von dreimal täglich zwei Kapseln bzw. dreimal täglich 25 Tropfen Schwarzkümmel hilft.

Vegetative Erschöpfung

Was versteht man darunter?

Das Vegetativum reguliert als ein Teil des Nervensystems alle unbewusst ablaufenden Körperfunktionen. Der moderne Lebensstil reizt und irritiert das Vegetativum, und es treten oft Störungen auf, für die sich keinerlei organische Ursachen finden lassen: chronische Erschöpfung und Überreiztheit, Schlafstörungen, Herz- und Kreislaufprobleme, Antriebsschwäche, Appetitlosigkeit oder Angstzustände. Ursachen dafür sind Lärm- und Reizüberflutung, Fehlernährung, Bewegungsmangel und Genussgifte wie Alkohol und Nikotin.

Klassische Behandlung

Oft hilft eine Psychotherapie, das Problem an der Wurzel zu fassen. Damit versucht man, eine Distanz zu den belastenden Faktoren zu gewinnen und den Teufelskreis von Erschöpfung und Übererregung durch Einsicht und Verhaltensänderung zu durchbrechen.

Unser Tip

Gehen Sie in die Sauna, treiben Sie regelmäßig leichten Ausdauersport, machen Sie Gymnastik, autogenes Training oder Yoga.

Wundheilung

Was versteht man darunter?

Jede Wunde, jede Gewebeverletzung heilt in bestimmten Phasen ab. Zunächst bildet sich Schorf, der die Wunde abschließt. Darunter entsteht das sogenannte Granulationsgewebe, das schon von neuen Blutgefäßen durchzogen ist. Schließlich bildet sich eine Narbe.

Damit eine Wunde schnell abheilt, muss das Gewebe gut durchblutet sein. Menschen mit Stoffwechselkrankheiten haben oft eine verzögerte Wundheilung.

Klassische Behandlung

Schnittwunden reinigen sich von selbst, wenn sie »ausbluten« können. Aber Vorsicht! Wenn die Wunde tief ist und stark blutet, kann auch ein größeres Gefäß verletzt sein. Schürfwunden werden vor der Desinfektion (Jodtinktur) mit klarem Wasser gespült.

Unser Tip

Bei kleineren Wunden ist es am besten, sie zu reinigen und an der Luft heilen zu lassen. Große sollten vom Arzt genäht werden.

Schwarzkümmel gegen Erschöpfung

Zutaten *2 EL Schwarzkümmelsamen • 1 EL Gelee royale*

Zubereitung

1 Den Schwarzkümmel fein mahlen und in eine Schüssel geben.
2 Anschließend das Gelee royale gründlich unterrühren. Diese Mischung in einem dunklen Schraubglas kühl (aber nicht im Kühlschrank) aufbewahren.

Anwendung

2-mal täglich, vor dem Frühstück und vor dem Mittagessen, von dieser Mischung 1 Teelöffel voll einnehmen. Die Anwendung sollte kurmäßig etwa 4 Wochen lang erfolgen.

Wundsalbe

Zutaten *3 EL fein gemahlene Schwarzkümmelsamen • 2 EL Schwarzkümmelöl • 1 EL Apfelessig*

Zubereitung

1 Den Schwarzkümmel in einer eisernen Pfanne ausglühen lassen.
2 Die Asche der Schwarzkümmelsamen mit Schwarzkümmelöl und Apfelessig zu einer Paste verrühren.

Anwendung

Am besten reinigen Sie die Wunde zunächst mit etwas zusätzlichem Apfelessig, den Sie auf einen Wattebausch auftragen. Tupfen Sie damit vorsichtig von innen nach außen. Dann lassen Sie die Wunde gut trocknen und tragen schließlich die Wundsalbe auf. Zur besonderen Schonung oder wenn Infektionsgefahr besteht, sollten Sie einen sauberen Verband anlegen.

Zahnfleischentzündung

Was versteht man darunter?

Das entzündete Zahnfleisch ist schmerzhaft geschwollen, rotviolett verfärbt, und es fängt bei der kleinsten Berührung (durch Zähneputzen oder beim Kauen) zu bluten an. Hauptursache für eine Zahnfleischentzündung sind bakterielle Zahnbeläge und Zahnstein. Dem wiederum kann man durch gründliche und regelmäßige Zahnpflege vorbeugen. Auch bei bestimmten Hormonstörungen, bei Mineralstoffmangel oder einer schweren Allgemeinerkrankung kann es begleitend zu einer Zahnfleischentzündung kommen.

Klassische Behandlung

Eine Lösung mit Natriumperkarbonat wirkt entzündungshemmend und desinfizierend. Daneben sind Tinkturen aus Salbei Ratanhia oder Myrrhe klassische Mittel zur Behandlung von Zahnfleisch und Mundschleimhaut. Auch das Einmassieren von Teebaumöl heilt eine Entzündung.

Zahnschmerzen

Was versteht man darunter?

Zahnschmerzen können vom Zahn und Zahnhals, vom Kieferknochen oder vom Zahnfleisch ausgehen. Die Hauptursachen für Zahnschmerzen sind Karies (Zahnfäule) und Paradontose. Weit verbreitet sind inzwischen auch Defekte am Zahnschmelz, Zahnhalsbeschwerden und Zahnfleischschwund. Sie werden oft durch übertriebene und falsche Mundhygiene (zu harte Zahnbürste, horizontales Schrubben) verursacht. Schmerzen, die sich bei Druck oder Klopfen auf den betroffenen Zahn verstärken, deuten auf eine Wurzelentzündung hin.

Klassische Behandlung

Zur Kariesvorbeugung sollte man mindestens zweimal täglich die Zähne mit fluorhaltiger Zahncreme putzen (nach dem Frühstück und vor dem Schlafengehen), und regelmäßig die Zahnzwischenräume mit Zahnseide reinigen.

Unser Tip

Kräftigen Sie Ihr Zahnfleisch durch regelmäßige Einnahme von Vitamin C (z. B. in Zitrusfrüchten). Schmerzen, die ihre Ursache in einem kranken Zahn haben, können sich auf die Stirnhöhlen und Augen ausweiten, und sollten ernstgenommen werden.

Zahnfleischbalsam

Zutaten *1 EL Schwarzkümmelsamen • 1 EL Anis • 1 EL Nelken*

Zubereitung	**1** Schwarzkümmel, Anis und Nelken sehr fein, am besten zu einem Pulver, zermahlen. **2** Alle genannten Zutaten miteinander verrühren.
Anwendung	3-mal täglich, immer nach dem Zähneputzen, 1 Teelöffel von dem Pulver einnehmen. Speicheln Sie es im Mund gut ein, spülen Sie die Mundhöhle gründlich mit der angefeuchteten Masse, und drücken Sie den Brei mit der Zunge gegen das Zahnfleisch. Schlucken Sie den Brei dann hinunter. Der Schwarzkümmelbalsam hilft auch von innen.

Schmerztinktur

Zutaten *2 EL fein gemahlene Schwarzkümmelsamen • 1 Glas Apfelessig*

Zubereitung	**1** Den Apfelessig in einem Topf kurz aufkochen, dann vom Herd nehmen. **2** Den Schwarzkümmel im Apfelessig auflösen und unter ständigem Rühren nochmals etwa 5 Minuten köcheln lassen.
Anwendung	Spülen Sie mit dieser Tinktur mehrmals täglich, am besten nach den Mahlzeiten, den Mund. Behalten Sie sie so lange wie möglich im Mund. Spucken Sie die kostbare Tinktur nicht aus, sondern gönnen Sie sich auch die innerliche Anwendung. Sie ist zwar nicht jedermanns Geschmack, dafür aber sehr gesund. Bei starken Zahnschmerzen sollten Sie jedoch unbedingt den Zahnarzt aufsuchen!

Zuckerkrankheit, Diabetes

Was versteht man darunter?

Die Zuckerkrankheit (Diabetes mellitus) ist eine Stoffwechselstörung. Insulin, ein von der Bauchspeicheldrüse gebildetes Hormon, reguliert die Speicherung und den Transport von Zucker in die einzelnen Körperzellen. Bei Diabetes wird zu wenig Insulin gebildet, der Blutzuckerspiegel steigt, und auch über den Harn wird Zucker ausgeschieden. Man unterscheidet zwei Gruppen: Typ-I-Diabetes tritt schon in jungen Jahren auf und beruht auf einer oft erblich bedingten Funktionsstörung der Bauchspeicheldrüse. Typ-II-Diabetes tritt erst ab dem vierten Lebensjahrzehnt auf. Er gilt als Zivilisationskrankheit, besonders weil das Erkrankungsrisiko durch Überernährung und falsche Lebensweise erheblich steigt. Man nennt ihn auch Alterszucker.

Zwar ist auch diese Anlage erblich, doch nicht jeder, der vorbelastet ist, erkrankt tatsächlich an Typ-II-Diabetes.

Besonders heimtückisch ist die durch Zuckerkrankheit verursachte Arterienverengung. An den Innenwänden der Arterien reduzieren Kalkeinlagerungen die Blutzufuhr zu den Organen (vor allem Beine, Augen, Herz und Nieren).

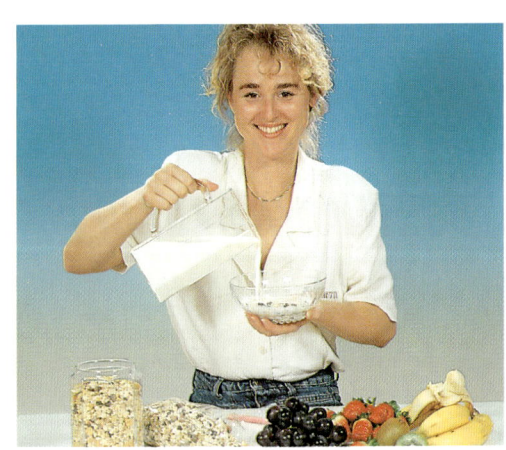

Eine Ernährungsumstellung muss nicht auf Kosten des Genusses gehen.

Schwarzkümmelpulver gegen Diabetes

Zutaten *1 Glas Schwarzkümmelsamen • 1 Glas Inula Helenum • 1 Glas Origanum syriacum • 1 Glas Granatapfelschalen*

Zubereitung	**1** Schwarzkümmelsamen, Inula Helenum, Origanum syriacum sehr fein mahlen und in eine Schüssel geben. **2** Die Granatapfelschalen grob zerkleinern und etwa 1 Tag trocken lassen, anschließend ebenfalls sehr fein mahlen und mit den übrigen Zutaten vermischen. **3** Das Pulver in einem dunklen Schraubglas kühl und trocken aufbewahren.
Anwendung	Etwa 15 Minuten vor jeder Mahlzeit 1 Esslöffel von dem Pulver einnehmen. Die Anwendung kurmäßig 4 Wochen lang vornehmen, dann allmählich die Menge reduzieren.

Klassische Behandlung

Leicht erhöhte Blutzuckerwerte lassen sich allein durch eine kohlenhydratarme Diät senken. Deutlich erhöhte Werte muss man entweder durch Tabletten oder durch Insulinspritzen behandeln. Zucker und zuckerhaltige Lebensmittel sind zu meiden. Eine regelmäßige Blutzuckerkontrolle ist dringend erforderlich, um die richtige Dosierung feststellen zu können. Wenn das Verhältnis zwischen Kohlenhydratzufuhr und Insulinmenge ausgewogen ist, sagt man, der Diabetiker ist »gut eingestellt«.

Wie Schwarzkümmel helfen kann

Durch Untersuchungen amerikanischer Forscher wurde bestätigt, dass Schwarzkümmel blutzuckersenkende Eigenschaften besitzt. Diese Wirkung kann so intensiv sein, dass manche Patienten während einer Behandlung (dreimal täglich eine bis zwei Schwarzkümmelkapseln oder dreimal 20 bis 25 Tropfen -öl) sogar in den Unterzucker kommen. Regelmäßige Kontrollen sind daher wichtig! Besprechen Sie die Einnahme von Schwarzkümmel mit Ihrem Arzt.

Über dieses Buch

Über die Autorin

Christine Selius ist Köchin und Foodjournalistin. Nach Lehrjahren in Frankreich und Italien leitete sie die Küche eines vegetarischen Restaurants. Ihr besonderes Interesse gilt der Wiederentdeckung von verlorenem Volkswissen in der eigenen, aber auch in fremden Kulturen.

Anmerkung der Redaktion

Sie haben es sicher gemerkt, dass wir diesem Buch die neuen amtlichen Rechtschreibregeln zu Grunde/zugrunde gelegt haben.

Hinweis

Das vorliegende Buch ist sorgfältig erarbeitet worden. Dennoch erfolgen alle Angaben ohne Gewähr. Weder Autorin noch Verlag können für eventuelle Nachteile oder Schäden, die aus den im Buch gemachten praktischen Hinweisen resultieren, eine Haftung übernehmen.

Bezugsquellen

Schwarzkümmelsamen und fertige Produkte aus Schwarzkümmelöl gibt es in Naturkostläden und Reformhäusern sowie in Apotheken zu kaufen.
Einige der Hersteller sind:
• Amyris, Vaihinger Straße 36,
74343 Sachsenheim
• Aromara GmbH, Albtalstraße 24b,
79837 St. Blasien
• Brigitte Häberle & Co., Johannesstraße 118,
73614 Schorndorf
• Calendula nativ, Postfach 1118,
97944 Bocksberg
• Dr. Dünner GmbH
Bahnhofstraße 24, 83052 Bruckmühl
• Gewürzmühle Brecht GmbH
Ottostraße 1, 76344 Eggenstein
• Idunn Naturkosmetik, Postfach 622,
73006 Göppingen
• Life Light, Rohrbrunn 53,
A-7572 Deutsch-Kaltenbrunn
• Phyt-Immun GmbH, Ismaninger Straße 65,
81675 München
• Spinnrad GmbH, Am Luftschacht 3A
45886 Gelsenkirchen
• Tierra Verde, Stettertstraße 15,
72766 Reutlingen

Bildnachweis

Bavaria, Gauting: 32 (TCL); Botanik-Bildarchiv Laux, Biberach a.d.R.: 7; Hayo Rolf, Heimstetten: Titelbild; IFA-Bilderteam, Taufkirchen: 2 (Eckhardt), 38 (Diaf); Mauritius, Mittenwald: 9, 56 (Arthur), 10 (Cotton), 18 (AGE), 62 (Habel); Transglobe Agency, Hamburg: 54 (N.N.)

Impressum

© 1997 Südwest Verlag
GmbH & Co. KG, München
2. Auflage 1997
Alle Rechte vorbehalten
Nachdruck – auch auszugsweise –
nur mit Genehmigung des Verlags.

Redaktion:
Constanze Lüdicke

Projektleitung:
Susanne Garte

Redaktionsleitung und
medizinische Fachberatung:
Dr. med. Christiane Lentz

Bildredaktion:
Sabine Kestler

Produktion:
Manfred Metzger

Umschlag:
Till Eiden

Layout:
Klaus Lutsch

Satz/DTP:
Mihriye Yücel

Printed in Italy

Gedruckt auf chlor- und
säurefreiem Papier

ISBN 3-517-01995-X

Persönliche Notizen